ワーキングメモリを鍛える

「ながら」脳トレ30

秦 有樹
SHIN YUKI

幻冬舎MC

はじめに

30～40代になると、「作業効率が上がらない」「複数の作業を同時並行することができない」「新しい業務内容を覚えるまでに以前よりも時間がかかる」といった悩みを抱えるビジネスパーソンは少なくありません。こうしたパフォーマンスの低下が起きる原因は、脳の重要な機能である「ワーキングメモリ」にあると考えられます。

ワーキングメモリとは、作業を行うにあたって必要となる情報を一時的に記憶し処理する脳の機能のことを指します。会話や計算といったリアルタイムな情報処理を必要とする作業を行ううえで、誰もが判断や行動の多くをこのワーキングメモリでの処理に基づいて行っています。

ワーキングメモリを鍛えれば鍛えるほど情報処理能力に優れ、集中力や記憶力が高まります。そして10～20代において、ワーキングメモリの機能は右肩上がりで高まっていきますが、鍛えなければ30代をピークに下降の一途をたどるとされています。つまり冒頭のような悩みが生まれるのは、ワーキングメモリの機能が加齢によりみるみる低下していることが少なからず影響しているといえるのです。

私はもともと脳科学の知見を取り入れた子ども向けの教材開発などに携わっており、10年ほど前からは大人を対象に、ワーキングメモリを鍛えるための独自のプログラムを研究・開発しています。

これまでに培った知見からいえることは、30~40代からでもワーキングメモリを鍛えることは可能であり、かつその方法も難しくないということです。

まず大事なことは日常生活のなかでワーキングメモリを使うことであり、可能な限り負荷をかけるということです。最近は仕事の現場においても、ＩＣＴ機器の発達により、なるべくワーキングメモリを使わなくて済む状況や環境に変化しつつあります。

しかし仕事力を高め、デキるビジネスパーソンになるには、日常生活のなかでワーキングメモリに負荷をかける必要があります。普段は歩かない道で街を観察する、昼食をとりながらラジオを聴く、ホワイトボードを見ながら手書きでメモを取る……。このように

［PART 2］知らないうちにみる

日常生活における「ながら」を習慣づけるだけでワーキングメモリを鍛えることがで
す。

本書では、私がこれまで研究してきたワーキングメモリを鍛えるトレーニングをまと
め、30～40代のビジネスパーソンに向けて「ながら」で実践できる脳トレを解説します。
この一冊をきっかけに、一人でも多くの読者が飛躍的に仕事力を高めることができれば幸
いです。

ワーキングメモリを鍛える「あ

［PART 1］

やる気が出ない、集中力が続かない、物覚えが悪い……
仕事のパフォーマンスが上がらない30～40代のビジネスパーソン

30～40代のビジネスパーソンが抱える悩み

最近、仕事が思うように進まない――。加齢とともに、体力の低下だけではなく「仕事の効率が下がった」と実感している30～40代のビジネスパーソンの声をたびたび聞きます。

仕事に関する知識や経験を積み、働き盛りの30～40代は、企業にとっては重要な存在であり、期待も大きいです。しかし、企業側の期待とは裏腹に、20代の頃に比べて仕事が思うように進まなくなったと感じている人は少なくありません。

仕事におけるパフォーマンスのなかでも、悩みの多くを占めるのは「業務の効率や生産性が下がった」という声です。

若い頃に比べて仕事を終わらせるのに時間がかかるようになった、途中で準備不足に気づいて無駄なやり直し作業が発生している。そのように効率が下がるとダラダラと仕事が長引くので、体力も気力も消耗してしまいがちです。

30～40代は、20代よりも仕事に対して高いレベルの能力を求められる傾向にあります。

プレイヤーとしてさらに高いパフォーマンスを期待されるようになるのと同時に、プロジェクトリーダーや管理職を任されている人も多いです。さらには後輩の指導係など人材教育を担うようにもなります。

プロジェクトやチームを率いる立場になれば、個人の仕事だけでなくチーム全体の進捗管理も担わなければいけません。逐一、上司が確認してくれるわけではなく、完遂するまで自走できる力が求められます。

こうした立場や役割の変化によって、自分はもちろんのこと、チームの生産性を向上することも求められているのに自分が思うような作業効率で仕事をこなせないとなると、モヤモヤやイライラが増して、ますます作業効率が下がる悪循環に陥ることがあります。

会社内で年次を重ねるごとに、抱える業務量はどんどん増えていきます。新入社員の指導係を任せられると、自分の仕事だけではなく新人教育のための時間も確保しなければいけません。気づいたら許容量を超えていて、自分がパンクしていた……なんてことも起こり得るのが今の30～40代が置かれている状況なのです。

物忘れが増える、集中力や注意力が落ちる

また、30~40代にかけて、頻繁に忘れ物をする、打ち合わせ中に次の言葉が出てこないといった物忘れが増える場合があります。

業務量が増えるのに伴って、取引先など一緒に仕事をする人も増えます。すると、ついさっき名刺交換した人の名前が出てこなくて困ったり、何か用事があって立ち上がったのに誰かに呼び止められ、会話しているうちに、そもそも何のために立ち上がったのかを忘れてしまったりといったことが頻繁に起きるようになるのです。

ネオマーケティングが実施した「記憶力に関する調査」（２０１７年）によると、以前と比べて物忘れ（思いだせないこと）が激しくなったと感じるかを聞かれて、多かれ少なかれあるとの回答は20代の36・５％に対して、30代は45・０％と増えています。特に40代は55・５％と半数以上が、物忘れが激しくなったと答えています。

さらに、集中力や注意力が落ちたと感じている人たちもいます。以前のような集中力を発揮できなくなるのに加えて、集中力が削がれている間に注意力も散漫になり、ミスを連

図表1　物忘れが激しくなったと感じるか

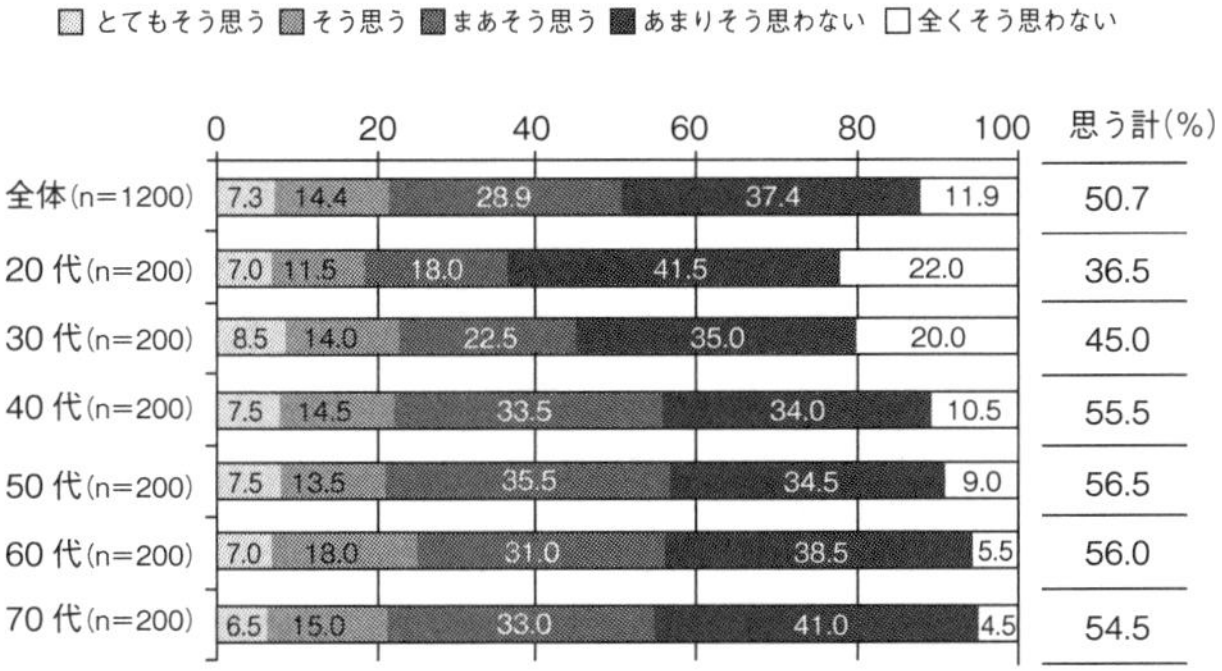

出典：ネオマーケティング「記憶力に関する調査」2017 年

発することもあります。

集中力・注意力の低下は、仕事・プライベートの両面でマルチタスクをこなさなければいけない30〜40代にとって、深刻な問題です。ただでさえ、あれもこれもと考えることが多いのに、集中力が続かず注意力も低下するとなると、小さなミスが別のミスを呼び、仕事上の大きなトラブルを招くリスクも高まります。若手社員と違って難易度の高い仕事を任されていたらなおさらのことです。

自己評価と客観評価にズレが生じる

30〜40代に入ると、同期が出世コースに乗ったような気がして焦りを感じる人もいます。そうなると気になるのは人事評価です。これほど頑張っているのに、なぜ評価されないのだろうと、人事評価に不満を抱えることになります。

次のページの図表2は、日本経済新聞社とNTTコム リサーチが、20〜50代のビジネスパーソンを対象に実施した「人事評価に関する調査」（2015年）より、人事評価に満足しているかどうかを尋ねた性・年代別の結果です。

男性、女性ともに「満足」と答えた割合は、20代、30代、40代と年代が高くなるにつれて減っています。同時に20代よりも30〜40代のほうが「不満」と答えた人の割合も増えており、年代が高い層ほど不満が高い傾向が見られました。

つまり、自己評価と客観評価にズレが生じているのです。

これは、知らず知らずのうちに自分の能力が下がり、そのことに気づかず自分を過大評日常生活における「ながら」を習慣づけるだけでワーキングメモリを鍛えることができます。

本書では、私がこれまで研究してきたワーキングメモリを鍛えるトレーニングをまとめ、30~40代のビジネスパーソンに向けて「ながら」で実践できる脳トレを解説します。この一冊をきっかけに、一人でも多くの読者が飛躍的に仕事力を高めることができれば幸いです。

ワーキングメモリを鍛える「ながら」脳トレ30　目次

［PART 2］ 知らないうちにみるみる衰えていく仕事力……

30～40代ビジネスパーソンの悩みの原因は「ワーキングメモリ」にあり！

［PART 3］日常生活でワーキングメモリを鍛える
実践！「ながら」脳トレ30

ほかにも、脳機能の低下が引き起こす問題は、意外なところに見られます。例えば、ストレスがかかった状態でネガティブ思考に陥り、普段なら言わないような嫌味を口走ってしまったり、抑え込んでいる欲望が爆発してしまったりすることも脳機能の低下によるものです。

よく政治家が失言をしてしまうのも、こうしたメカニズムに原因があるように感じています。プレッシャーを感じやすくストレスの多い仕事のため、日常的にワーキングメモリに負荷がかかり過ぎてしまって「これを言ったら大変なことになる」といった冷静な判断や、抑制ができなくなってしまいます。そして、本来なら言わないようなことを言ってしまうのです。ひょっとしたら失言のあとで、家に帰り、ストレスから解放された状態になってワーキングメモリの働きを取り戻してから「私は一体なぜ、あんなことを言ってしまったのだろう」と不思議に思っている人もいるのではないかと想像しています。

気がつくと「仕事に対するやる気が出ない……」と日々の仕事に無力感を抱いている人は、それも脳機能の低下が原因だと考えられます。やる気をつくりだすのも脳だからです。昨今話題となっている「ぶら下がり社員」は30~40代に多く見られるといわれます。

ぶら下がり社員とは、与えられた仕事はこなすものの、言われた以上の仕事は行わない社員のことです。仕事全体に消極的で、昇進意欲も少ないといわれています。どうにも仕事のやる気が起きない、といった意欲の低下の裏には、原因として脳機能の低下が隠れていることも多いのです。

30〜40代の世代には、長く同じ部署で働き、新しいITツールやシステム導入といった変化すら嫌になる、新しいマニュアルを読み込むのが面倒だと考える人もいます。これは知らないことを学ぼうとする意欲の低下に加えて、新しいことを学ぶための脳機能そのものが低下している可能性があります。

仕事に欠かせない能力の不調は、実は脳機能の低下が引き起こしている可能性が高いのです。

［PART 2］

知らないうちにみるみる衰えていく仕事力……30～40代ビジネスパーソンの悩みの原因は「ワーキングメモリ」にあり！

能力不足に見えるシチュエーションの裏で起きていること

脳の中でも、私たちが生活したり働いたりするのに最も重要な働きを担っているのが、前頭葉の前頭連合野（前頭前野）という脳の前側に位置する部位です。前頭連合野は「脳の司令塔」とも呼ばれ、記憶、意欲、思考、判断、創造、感情の抑制、集中など、人間の行動の鍵となる働きを司っています。

一方、前頭連合野は加齢に伴い、脳の中で最も早く萎縮を始める部位でもあります。よって、脳の老化を防ぐためには前頭連合野の機能低下をできるだけ防ぐことが大切なのです。

普段の生活において、脳はすべての機能が使われているわけではありません。使われない脳の機能は不必要なものと認識されるので、その機能からどんどん衰えていきます。

例えば前頭連合野には思考に関わる神経回路がありますが、頻繁に考える習慣がある人は思考力が強化され、あまり考えることがない人は思考力が衰えていきます。

その裏には、脳が常に脳内の神経回路を最適化しているというメカニズムがあります。

図表3　人間の脳の各部位が司る機能

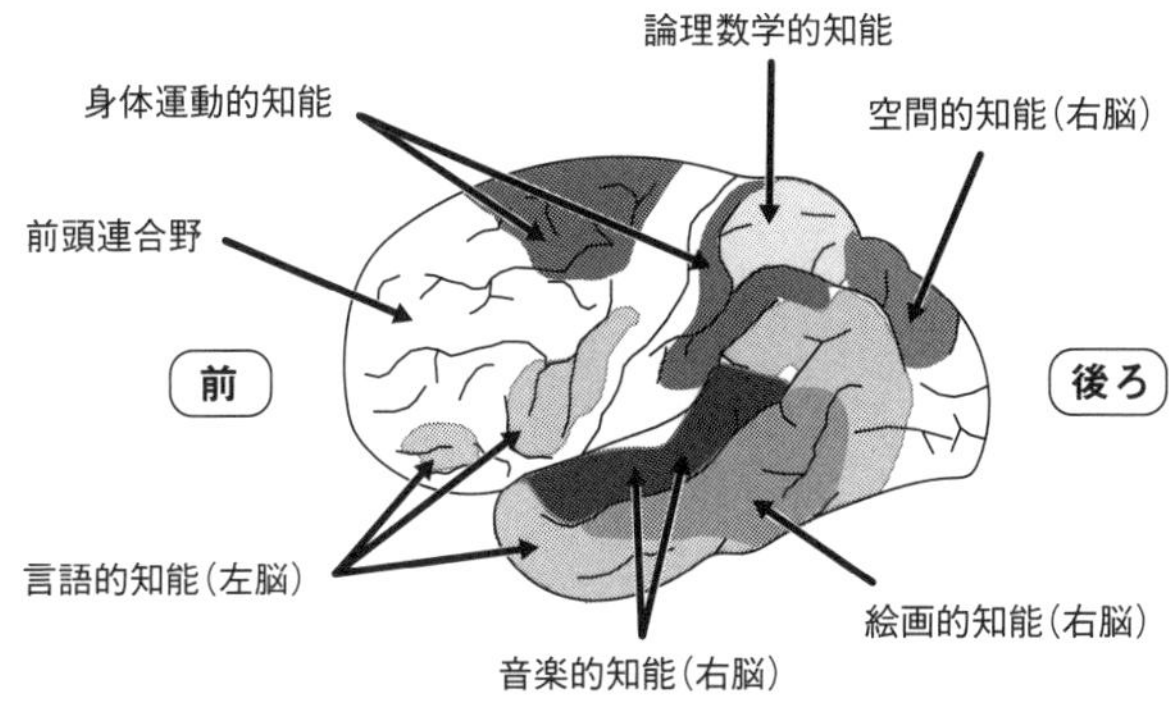

著者作成

人の脳には、約一千億個の神経細胞があり、神経細胞同士はシナプスという結び目でつながって神経回路をつくっています。こうした神経回路上で神経細胞同士が情報を伝え合うことで、人は何かを記憶したり考えたり、動いたりすることができるわけです。

しかし、一度できた神経回路がそのまま脳の中で変わらず存在し続けるわけではありません。使用しない神経回路をいつまでも残しておくのはエネルギーの無駄ですから、よく使用している神経回路を必要なものと見なして残し、あまり使わない不必要なものはシナプスを外していくという過程で、絶え間なく脳を最適化しています。

よく使う回路は、脳のネットワーク上でいわば高速道路のように効率的に整理され、素早く伝達をしていくことができます。よく考える習慣のある人は、脳内の思考に関する神経回路が高速道路のようになっていきますが、あまり考えることがない人は道路そのものが使えなくなっていくわけです。

業務の効率化、DXが「脳の衰え」を招いている

まだ身体が動くにもかかわらず自宅をバリアフリーにしたことで、老いが一気に進行したというケースがあります。身体は使わなければ、どんどん体力も機能も衰えてしまいます。これは脳も同様です。

現代のビジネスパーソン、特に30～40代の中堅世代はよく慣れた作業やルーティーンを長年繰り返していて、仕事自体がマンネリ化している人が多くいます。こうした環境は、脳を使って思考したり記憶したりする機会自体が少なく、前頭連合野の機能低下につながります。

30～40代は後輩の指導役や中間管理職を任され、自分以外の仕事にも目を配らなければ

いけない年代です。やらなければいけないことに追われて、いつも「早く、次のタスクを終わらせなければ」と考えています。すると、目の前のことをただこなしていくだけの状態になりがちです。これがさらなる前頭連合野の機能低下を促します。

さらに、今私たちビジネスパーソンを取り巻く環境は、急激にＩＴ化、ＤＸが進んでいます。便利になっていく一方で、思考しなくていい環境に拍車がかかっています。

かつてなら請求書一つ作成するにしても、金額を確認し、交通費等の経費を合算し、請求書に間違いがないかを確認する……といった作業が必要でした。しかし現在は、これらの作業がすべて自動化され、システム上で完結するようになっています。

今や、名刺を取り出して電話番号をいちいち確認し、手で入力して電話をかけることもありません。アプリやデジタルでスケジュール管理を行い、場合によっては起床時間から仕事のタスクまですべて記録しておき、逐一スマホにリマインドしてもらいながら仕事をこなしている人もいます。

つまり、30～40代のビジネスパーソンは、加齢によって脳機能が下がるリスクを抱えているだけではなく、働き盛りの脳の機能をさらに低下させることにつながる、環境や立場

図表4　「脳力道場」の年齢別ユーザー数

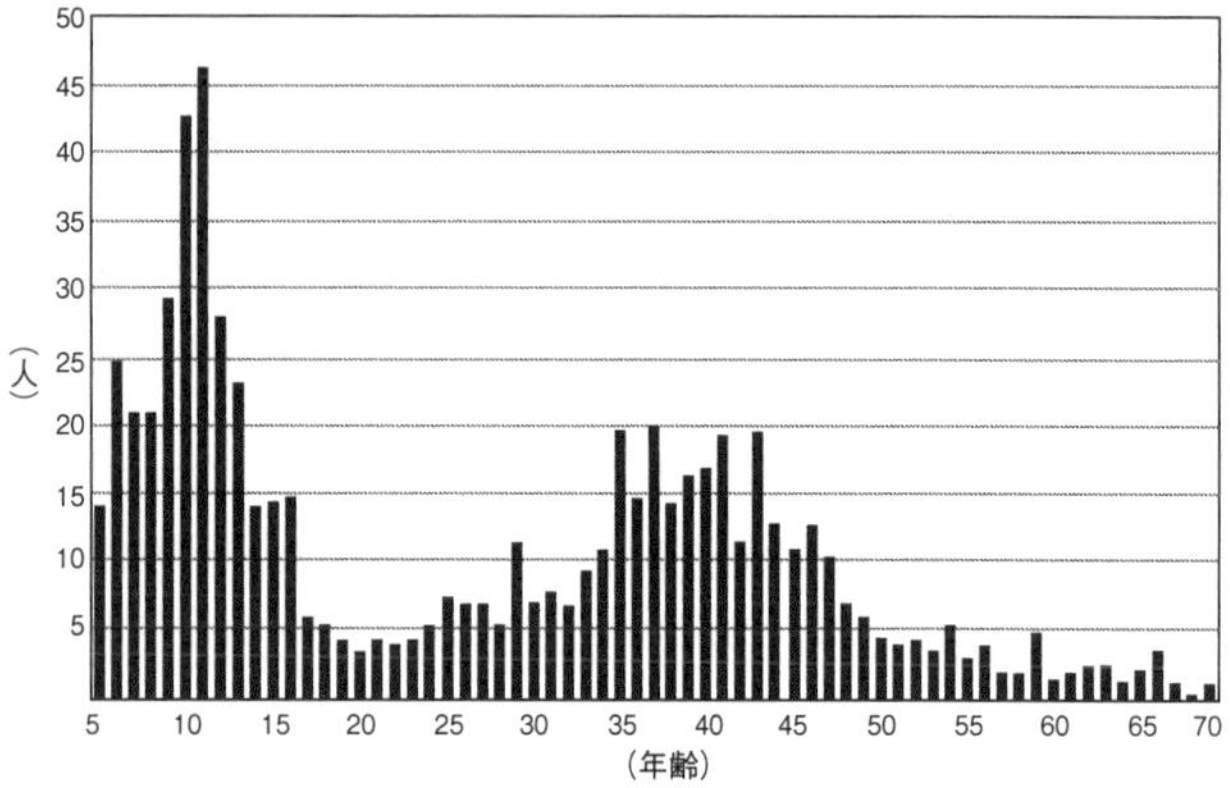

著者作成

に置かれている人が多いということです。

　こうした環境を裏付けるように、脳の認知機能を高めることを目的とする「脳トレ」に関心をもつ30～40代が多くいます。

　これまでも記憶力の低下を実感し始めた高齢者を中心に、認知症の予防のための脳トレブームはありました。しかし、最近は私の会社にも、30～40代の若い層から「最近うっかり忘れなどが増えて困っているので、脳を鍛える教材に取り組みたい」といった問い合わせが増えています。

　私の会社が開発した教材に脳科学研究の第一人者の澤口俊之先生が一部監修を務めた「脳力道場」という脳力トレーニングが

あります。もともと小学校高学年くらいまでの子どもが利用することを想定して作られた教材であり、子どものために購入したものの親自身も脳を鍛える必要性を感じて、一緒にトレーニングしているといった活用状況があります。

　このように、能力ではなく「脳力」の低下を実感している30～40代の人たちは一定数いるものの、日頃感じている仕事上の不調の原因が脳にあると気づいている人は多くありません。

　仕事の不調は一見すると、本人の注意不足や努力不足、やる気の低下によるものに見えるので、脳の変化によって引き起こされている問題だと気づきにくいのです。

やる気の問題や根性論で片付けてはいけない

　脳の司令塔である前頭連合野の機能が下がると、誰しもが仕事のパフォーマンスが下がったり、小さなミスをしたりしやすくなります。問題の特定や対策を取られることがないまま月日が経ち、気づけば「あの人は能力が下がった」と周りに評価されてしまうような状態に陥るのです。

ひと昔前なら、「仕事に対する気合が足りない」「本気でやればできるはずだから、気持ちを入れ替えて頑張れ」と根性論で諭されていました。むしろ「仕事ができない人は、とにかく言われたとおりにやればいいんだ」と上司が部下にやることを細かく指示してしまい、そのせいでどんどん部下のやる気と思考力が失われ、指示待ち人間になってしまう傾向もありました。

しかし近年、脳科学が進化したことによって、一見「やる気や努力が足りない」「能力が下がった」と見える現象の裏にどんなメカニズムがあるのかといった研究が進んできました。最近は人材教育や組織マネジメントに、脳科学の知見を取り入れる企業も増えています。

私は長年、子どもたちの教育に携わってきましたが、学習も仕事も、自分自身のパフォーマンスを最大限に発揮するためのセルフマネジメントが重要だという点で共通することが多くあります。教育現場ではこれまでの一律の詰め込み教育からの脱却が求められるなか、私は、最大限に学習パフォーマンスを高める脳科学の知見を取り入れた教育法にたどり着きました。そして国語や算数といった教科力を伸ばす教材だけではなく、学ぶ力そのものにアプローチできるような独自の学習法や教育プログラムを開発してきました。

その過程で学習のパフォーマンス面を向上させることと、前頭連合野が担うある能力が、密接に関連していることに着目しました。それは子どもだけではなく、働き盛りのビジネスパーソンにとっても重要な能力なのです。

パフォーマンスを上げる鍵はワーキングメモリ

私たちの仕事や学習のパフォーマンス面を支える重要な能力が「ワーキングメモリ」です。

ワーキングメモリとは簡単にいえば、一時的に情報を脳に保持し、同時に処理する能力のことです。私たちはこの能力をさまざまな場面で使っています。

例えば誰かに質問をされて答える場面もその一つです。まずは相手に聞かれたことを一時的に保持しておく必要があります。その間に、脳は前頭連合野の部分を使って、相手の意図や、問われている内容を理解し、適切な答えを考える、といった処理をします。過去に保存した記憶のデータベースから必要な情報を検索したり、必要のない情報や思考を削除したりして、質問に回答するための情報を整理していくのです。

一時的に保持できる情報の量は個人によって異なります。また、自分が関心のある内容かどうか、自分の知識や経験として情報をもっているか、意味のある言葉かどうかなどによっても変わります。

相手から質問されたことに答えて、会話が先へと進みなんらかの結論が出たとします。すると数時間後には、そのときの質問の詳細についてすっかり忘れている、といったことがあります。情報処理や作業が終わって記憶しておく必要がなくなった場合は、保持された情報は消えていくからです。このように、情報処理や作業をするために一時的に保持しておく機能なので、ワーキングメモリのことを「作業記憶」と訳す場合も多いです。

私たちはちょっとした読み書きや計算をするときにも、ワーキングメモリを使っています。仕事や学習だけではありません。料理をするときにはレシピを見つつ材料や手順を一時的に記憶しておいて、同時に、切ったり煮たり、鍋が沸騰しないか確認したりといった作業をしているのもワーキングメモリの機能があるからできることです。

一方で、すぐに忘れてしまっては困る知識や手順については、繰り返しそのことについて考えたり、特徴づけて暗記しようとしたりして、比較的長い期間保持することができる「長期記憶」に移行します。「赤信号になったら、横断歩道を渡ってはいけない」のように、子どもの頃に親に厳しく言われたことは忘れてしまうと命に関わるので長期記憶として残っています。

コミュニケーションを取る、複数の仕事を同時に処理する、新しいことを学ぶ、計画を立てて実行するといった、何気なく行われているように見える活動の裏で、脳の中では大量の情報を一時的に保持し、処理することを繰り返しています。

例えば以下のような作業をするとき、ワーキングメモリは強く働きます。

・ミーティング中に相手から言われたことをメモしたり記憶したりする。
・やるべき仕事の優先順位をつけ、効率良く取り組む。
・資料を短時間で読み込み、内容を理解する。
・いくつかの仕事を同時並行して行う。
・人の話を聞きながら片付けや準備をする。

いずれも仕事や学習には欠かせない作業です。前頭連合野にワーキングメモリという能力が備わっているからこそ、私たちは仕事をスムーズに進めることができるのです。

年齢とともに向上する知能と衰える知能

ワーキングメモリは頭の良さにも関係しています。

知能や性格について科学的に明らかにする手法を研究してきた、心理学者のレイモンド・キャッテル氏は知能を2つに分けて概念化しました。1つ目は知識や経験など、年齢を重ねることによって増える結晶性知能、2つ目はその覚えたことを使って問題を解決したり、変化に対応したりする流動性知能です。

結晶性知能は長年の経験や学習によって獲得していく能力のため、年齢を重ねるにつれてどんどん伸びます。これまでの経験を土台にした記憶のデータベースのようなもので、いわゆる教養の高い人は、知識や経験を蓄積して結晶性知能が高いといえます。なかでも語彙力は年齢を重ねるごとに向上し、高齢期になっても高いまま維持されることが分かっています。

図表5　年齢とともに伸びる知能・衰える知能

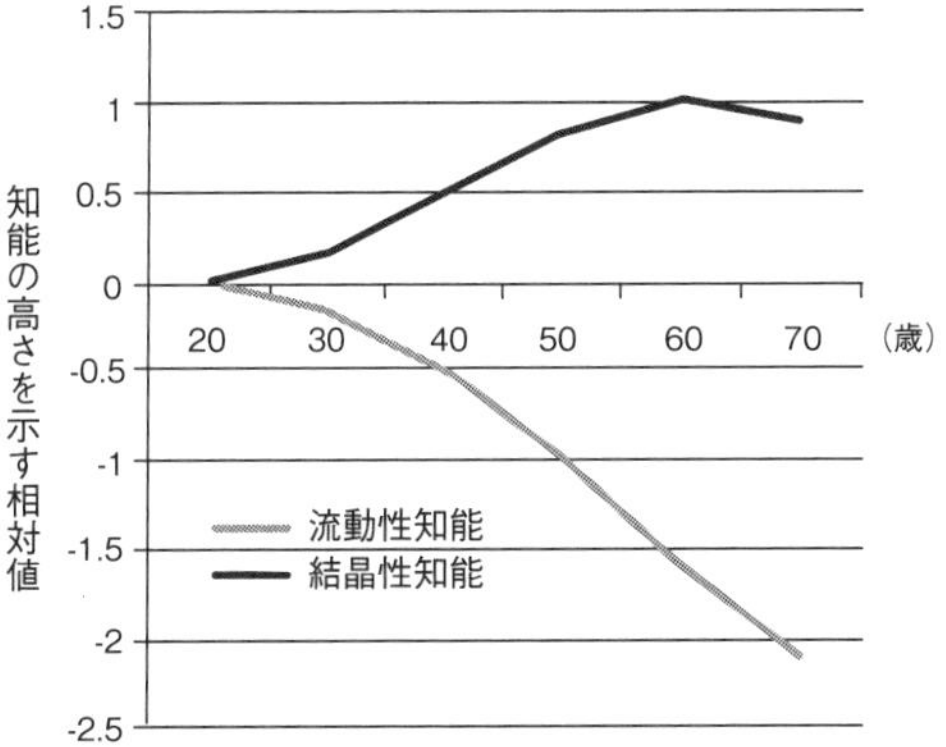

出典：日本経済新聞 NIKKEI STYLE「大人になっても頭は良くなるの？ 年とともに低下する知能と上昇する知能がある」2014 年

一方、流動性知能はいわゆる地頭と表現されるような頭の良さと関係しています。新しい課題を解決する力といった能力であり、ピークは20代でその後は低下の一途をたどるとされています。

図表5は、20歳の平均値をゼロとして、加齢に伴う知能の平均値をイメージ図として表したものです。流動性知能は20歳頃にピークに達し、その後は低下しているのが分かります。反対に、結晶性知能は20歳以降も年齢とともにどんどん伸びており、60代頃にピークを迎えています。

年齢を重ねるごとに知識や経験を蓄積しておくことはできますが、実際に、初めて目にする問題をどのように解決すればよいのかと考えたり、その場面に必要な知識や経験を引きだしたりするには流動性知能が欠かせません。

この流動性知能に大きく関わる脳の機能が「ワーキングメモリ」なのです。

たとえ、さまざまな知識を記憶していても、「今、この知識が必要だ」と思いだせなければ、使える知識にはなりません。情報を引きだしてくることもワーキングメモリの役割です。

ワーキングメモリの能力が高い人は、多くのことを一度に処理できます。自ずと、目の前の状況を分析し、必要とされる知識を引きだすなどの情報操作も進みやすくなり、さまざまな条件下で目的にかなった行動を遂行する力も高くなるというわけです。ただ記憶しているだけではなく、適切に思いだし使いこなすための検索・処理機能を担うワーキングメモリがあるから、過去に経験したことが問題解決やアイデアの創造に結びつくのです。

30～40代で仕事のパフォーマンスが下がったと感じるのは、この流動性知能の低下が関係している可能性があります。ただし、加齢による衰えだけではなく、一度つながりが弱まったシナプスをつなぎ直すには非常に労力がかかることから、使わなくなったことで脳が衰える側面も大きいといわれています。

「瓶の入り口」から情報がオーバーフローする

ワーキングメモリの能力が下がるということは、一度に記憶・処理できる情報の量が少なくなる、ということです。この構造は「瓶の入り口」に例えることができます。

瓶の蓋を取って、注ぎ口から瓶に液体を注ぎ込むとします。例えば現在よく見かける円柱状の水筒のように入り口が大きい瓶の場合は、一気に液体を注ぎ込んだとしても、瓶の入り口を通ってどんどん液体が中に入っていきます。しかし、瓶の入り口がしょう油などの一升瓶のように小さい場合、勢いよく液体を注ぎ込むと、液体は中に入る量よりも外にこぼれる量が多く、溢れ出してしまうのです。

瓶の入り口をワーキングメモリ、液体を情報だと置き換えて考えてみます。ワーキングメモリも人それぞれであり、一度に記憶、処理できる情報量は異なり、記憶している情報の特徴によっても影響を受けます。また、注意が散漫になったり許容量を超えて一気に情報を入れたりしようとすると、情報が入りきれずオーバーフローを起こしてしまいます。

図表6　ワーキングメモリは「瓶の入り口」に例えられる

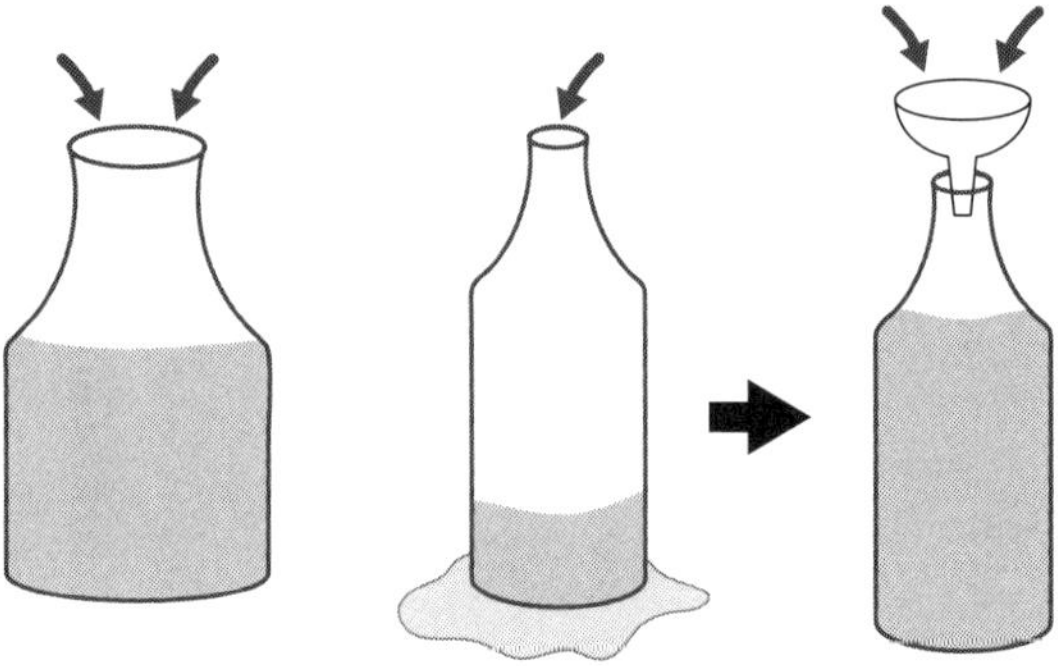

瓶の入り口が小さいときに漏斗《じょうご》を使うように
一度に処理する情報量を調整する

著者作成

ある人は3つの作業を同時にこなすことができるのに別の人は同じだけの作業を一度に与えると、フリーズ状態になってまったく仕事が進まない、といったことがあります。往々にしてフリーズしてしまう人は「やる気がないのか」と見なされがちですが、これはやる気が原因ではないのです。おそらく瓶の入り口、すなわち情報を処理するためのワーキングメモリの能力が低いので、一気に情報を入れたことでオーバーフローを起こし、一つも処理できずに固まってしまう、と考えられます。

上司から依頼を受けた作業をしている最中に、別の人に「そういえば○○さん、昨日の打ち合わせはどうでした？」などと話しかけられると、上司に指示された作業の内容を忘れてしまうことがあります。これも「瓶の入り口」が小さいことに原因があります。新しい情報が入ってきたことによって、その前の情報が処理される前に押し出されてしまったような状態です。

もともと瓶の入り口が大きい、つまりワーキングメモリの能力が高い人は、一度に情報処理できる量が多いので、初めての作業や慣れない仕事を与えられても内容を理解し分析して、優先順位をつけて取り組むことが得意です。また複数の資料を読んで要点をまとめるのがうまい、事前に想定していなかった質問をふられたとしても頭のなかで考えてすぐに答えられるといった特徴があります。

実際の瓶の場合、口が小さくて液体を入れるのが難しいときは、漏斗《じょうご》を使って一度に入れられる量を絞り、液体が溢れださないように調整します。同じように、ワーキングメモリの能力が低い人には、一度に処理しなければいけない情報量を絞り、調整することで、処理しきれずにオーバーフローして混乱が生じるのを防ぐことができます。フリーズしがちな人には一度に複数の指示をせず、一つずつ順番に作業の指示を与えると、処理できるところから順に手をつけられるので作業を順々にこなせるようになる、といった変化が起きます。

ワーキングメモリによって一度に処理できる情報の容量は人それぞれ異なっています。また、同じ人間でも、置かれた環境や状況によってワーキングメモリの機能が弱くなり、瓶の入り口がきゅっと狭くなるかのように、その環境・状況下で処理できる情報量が減ってしまうことがあります。

ワーキングメモリが大きく関係する流動性知能は30代から低下しています。つまり、私たちは知らないうちに自分の瓶の入り口が狭くなり、ワーキングメモリで処理できる量が減っていって、日常で情報のオーバーフローを起こしている可能性があるのです。

「頑固オヤジ」「頑固オバサン」になる理由

ワーキングメモリの能力が低下することによる現象の一つが、年齢を重ねることによって他者の声に耳を貸さなくなり、いわゆる「頑固オヤジ」「頑固オバサン」になる例です。

人の話を聞かずに意固地になったり、いちいち批判的だったりする人は少なくありません。前例のない企画案やアイデアが出てきたときに、内容を深く考えることもなく「そんなもの、うまくいかないからダメ」と頭ごなしに決めつけてしまうような、頭の固い先輩や上司の態度も、実は、脳の衰えが原因である可能性があるのです。

経験によって知識が蓄積されていく一方で、与えられた仕事をその知識を基に簡単に処理できるような状態が長く続くと、人は、自分から思考しなくなっていきます。思考しなくてもいい状態で脳が最適化されていくので、「○○とはこういうもの」と凝り固まった知識から脱却できなくなるのです。そうなると、たとえ市場環境に変化が生じていたり、イレギュラーな状況が起きていたりしても、目の前の変化に気づかずに、これまでのやり方を惰性的に続けることしかできなくなってしまいます。

同じ話ばかり繰り返す人や、狭い範囲内での共通認識を、さも世の中全般の常識といったように話す人は、限られた範囲を超えて情報処理をするのが面倒になる、つまり「瓶の口」が狭く情報のオーバーフローを起こしている状態と考えられます。

また、これまでの経験や知識は年齢とともに脳に蓄積されていくのですが、その知識を使って新しいことを考えたり、創造したりする作業を進めるにはワーキングメモリを駆使しなければいけません。ワーキングメモリの機能を担っている「脳の司令塔」こと前頭連合野は、思考する、応用する、感情や行動をコントロールする、人とコミュニケーションを取るといった働き全般を司っています。

前頭連合野をあまり使わない生活を続けていると、新しいアイデアが出せなくなる、創造的な仕事がなかなかできない、感情や行動をコントロールできなくなる、人とのコミュニケーションがうまくいかなくなって衝突しがちになる、といったことが起きます。

身体の衰えとは異なり、脳の衰えはなかなか自覚ができません。本人は自分が「頑固」と見られていることに気づかないケースも多く、年齢を重ねていくと他者から指摘してもらえる機会も減っていきます。

自覚のないうちに、みるみる新しいことを受け入れるのを負担に感じるようになる。ワーキングメモリが衰えることで、気がついたら「あの人は頭が固い」「老害だ」などと言われるリスクもあるのです。

同じようなメカニズムで、一つの職種を長く続けて、社内でも仕事ができると信頼されている人が部署を異動した途端に、急に仕事のできない人になってしまうことがあります。

例えば長く総務を担当し、総務の業務内容を知り尽くしている人は、頭のなかで「○○社の総務の仕事」に特化したマニュアルが出来上がっています。このマニュアルに沿って仕事をするというシチュエーションに合わせて、脳は最適化されるため、マニュアル内の仕事で使う思考力や判断力は、どんどん低下してしまいます。

マニュアルどおりに仕事をこなす分には「仕事ができる人」ですが、他部署に異動した途端に、新しいことを考えたり判断したりすることがなかなかできず、「以前の部署にいたときは仕事ができるって聞いていたけど、営業ではそうでもない」などと評価されてしまうことがあるのです。

変化が激しい今の時代で、ずっと同じ会社にいて、同じ仕事をしていれば定年を迎えられる、といった働き方は、現実的ではなくなってきています。決まった仕事しかうまくこなせない人材になってしまっては、今後のキャリアにネガティブな影響が出てくる可能性もあります。

社会人経験が長くなると、効率良く仕事を終わらせるためのテクニックを自然と身につけていきます。もちろん生産性を高めるためには重要なことですが、一方で脳という視点で見ると、どんどん思考しなくなっていくともいえます。

定年退職後に老け込んでしまい、やる気を失ったり、言葉が出てこなくなったりする人が多いのも、働いているときに比べて知的活動や他者とのコミュニケーションの量が極端に落ちてしまい、前頭連合野の老化が一気に進んでしまうからだと考えられます。

ワーキングメモリの低下のサイン

ではここで、30~40代で起きがちなパフォーマンス低下の裏側で一体何が起きているのかについて、改めてワーキングメモリのメカニズムを用いて解説します。

効率や生産性の低下がワーキングメモリと大きく関わっていることは、これが作業や情報処理の機能を担っていることを見れば明らかです。さらに目標に向かって計画を立てたり、行動に優先順位をつけたりする役割もこの機能が担っているため、段取りをして効率良く成果に結びつけるといった力とワーキングメモリは、切っても切り離せません。

特に、イレギュラーな事態に対する反応が鈍かったり、いつもと少し違う作業に手間取ったりするのはワーキングメモリの低下のサインです。

普段は「膝が痛い」といった明らかな症状があるわけではない人も、階段を上ろうとしたときに「膝を上げるのがつらい、違和感がある」と気づいて、初めて自分の身体の衰えを実感することがあります。同じように、単純作業をしているときには気づかないけれど、イレギュラーな状態が起きて初めて「考えることが面倒になっている」「以前より頭が働かない」と気づくのです。

加えて注意力や集中力とワーキングメモリの相関についても、多くの研究で明らかになっています。この機能が低くなると、目の前のことに集中できなかったり、頻繁に忘れ物をしたりすることがあるといわれています。

新しいシステム導入が嫌になるのも、この機能が低下している証しといえます。ルーティーンの単純作業になっていれば、あまり頭を使わず、すでに記憶したことを決まった手順で繰り返すだけで足ります。

しかし新しいシステムに移行するためにマニュアルを読み込んだり、慣れないシステムを動かしたりするときには、ワーキングメモリを使って膨大な情報を処理しなければいけません。すでに処理できる情報量に余裕がない人、オーバーフローしてしまっている人は、新しく処理しなければいけない情報が増えると考えるだけで、面倒になるというわけです。

自分の評価に納得がいかなくなるのは、ワーキングメモリとメタ認知が深く関わっているからです。メタ認知とは、自分が認知していることを客観的に把握することで、自分が何かをしたり考えたりしながら、もう一人の自分が上から冷静に見ているようなイメージです。メタ認知の能力が高ければ、自分の仕事ぶりについても冷静に、客観的な評価ができるはずです。

広島大学大学院の湯澤正通先生らが子どもたちを対象に実施した研究（中学生のワーキングメモリとメタ認知の関係２０１６）によると、「学年が上がるにつれて、ワーキングメモリの容量が大きい児童と小さい児童の間の自己評価の差が大きくなるということが示された。さらにワーキングメモリの容量が小さい児童は、自分のことを過大評価しがちである、ということが分かった」とあります。そして、「このことは、学年が上がるにつれて『分かったつもり』でいる児童が多くなっていることも示唆している」と続いています。

つまり、ワーキングメモリによって処理できる情報量が少ない人ほど、自分のことを過大評価しがちになる傾向が見られたということです。

ワーキングメモリの能力は、一般的に「仕事力」と見なされる力――効率良く、ミスなく目標を達成する力や、新しいことに挑戦する力、より高い視点から全体を見て自分を評価する力など――と深く関わっています。それだけに、この能力が下がっていくのを見過ごしていては、どんどん「仕事ができない人」になっていく恐れがあるのです。

ワーキングメモリの能力は仕事の成果に直結する

ワーキングメモリは学習の基礎能力としても注目されています。

北海道大学（２００８年当時）の澤口研究室と私の会社が、福岡県内公立小学校で実施した産学共同研究（２００８年）で、子どもを対象にワーキングメモリとテストの点数、いわゆる学力の関係についての相関関係を調べた結果、「ワーキングメモリ能力が高い児童は学力も高い」ということが分かり、ワーキングメモリの能力と学力には正の相関があることが確認されました。

図表7　ワーキングメモリ能力が高い子は学力も高い

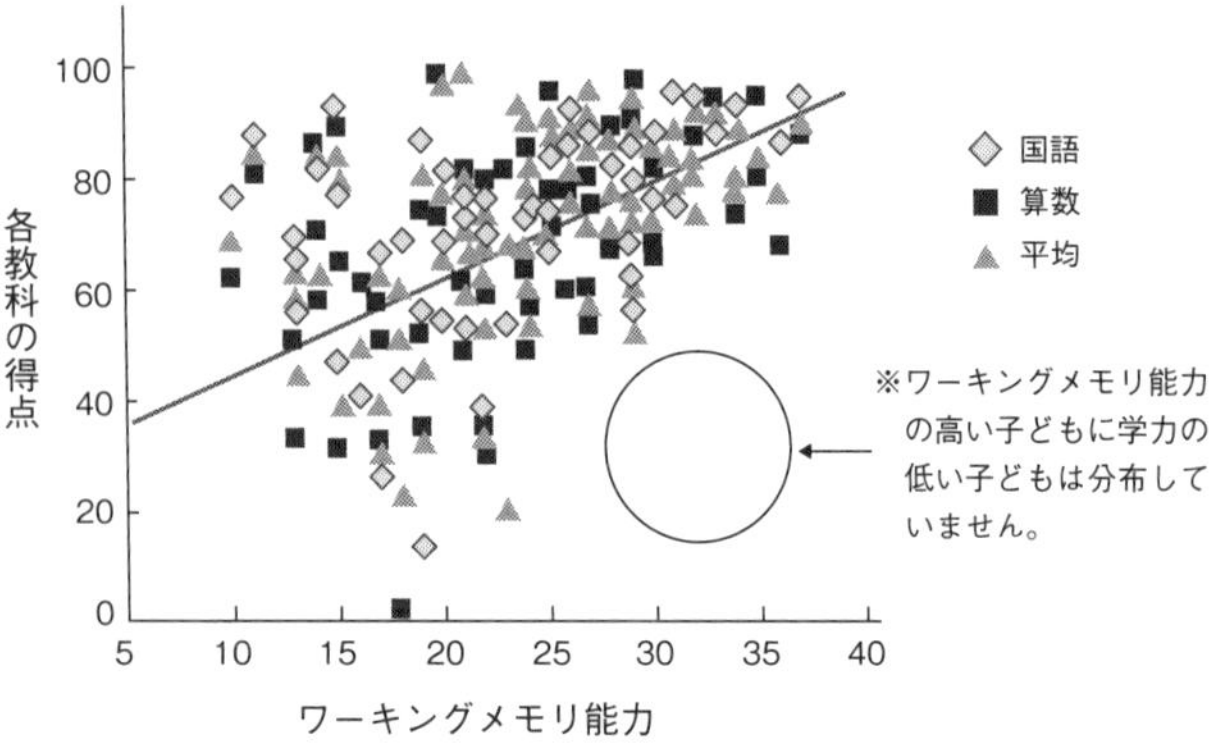

出典：北海道大学澤口研究室、インフィニットマインド「学力と WM 能力の相関（小４）」2008 年

注目すべきポイントは、ワーキングメモリの能力が高い子どもはみな学力が高いという点です。同時にこの能力の低さは、学習上の困難のリスク要因である、ともいわれています。ワーキングメモリの能力が低いと、どこまで勉強したか分からなくなったり、一度に複数のことを覚えるのが苦手になったりするので、学習にも支障が出るのです。

仕事でもワーキングメモリの能力が高ければ、必要な知識や技術を学ぶ力が高くなり、他の人と差がつくといえます。

以前、ある保険会社の依頼で、保険契約の勧誘や、契約後の顧客へのサポートなどを担当する保険外交員のワーキングメモリについて調査をしたことがありました。結果は、ワーキングメモリの能力が高い人ほど長く会社に残っていたことが分かりました。マネージャー職の能力が最も高く、ある程度営業成績の良い人がマネージャー職となっていると推定すると、ワーキングメモリが高い人ほど結果を出せていることになります。

さまざまな種類の保険商品を販売する保険外交員は、マニュアルに書かれていることをそのままやればいいわけではなく、顧客の希望に合わせて商品を提案したり、顧客を取り巻く最新の情報を知っておいたりする必要があります。さらにはその商品の内容を分かりやすく説明するコミュニケーション能力や、契約手続きなどの作業を速やかに行う処理能力も求められる仕事です。だからこそ、ワーキングメモリの能力が仕事の成果にも結びつきやすいのです。

学ぶ力、コミュニケーション能力、処理能力など、仕事の成果につながるさまざまな能力の裏でワーキングメモリが重要な働きをしていることからも、保険外交員に限らずさまざまな仕事でワーキングメモリの能力が高いほど、仕事の成果にもつながりやすいことが推測できます。

ストレスはワーキングメモリの天敵

もともとワーキングメモリが一度に処理できる情報量は、さほど多くありません。さらに、生活習慣や体調、心理状態などが影響して機能が低下してしまったり、なんらかの負荷がかかって一時的に処理スピードが落ちてしまったりすることがあります。

ワーキングメモリの働きを低下させる原因の代表例がストレスです。

ストレスや不安でいっぱいの状態になると、頭がうまく働かないような感覚になる人もいます。過剰にプレッシャーがかかる環境などで、人はストレスを感じると「失敗してはいけない」「もし失敗したらどんなに恐ろしいことが起きるだろう」「自分はできない人間と見なされるのではないか……」などと次々不安が湧いてきて、脳の思考を司る前頭連合野はネガティブ思考でいっぱいになってしまいます。

そもそも人の脳はポジティブなことよりも、ネガティブなことに反応しやすい特性があります。脳の働きはもともと、自分を害から守るために発達したものだといわれていますが、逆にいえば、客観的に見ればさほど危険ではないことに対しても、過剰にネガティブに反応している可能性があるとも考えられます。

ネガティブな情報や不安があまりに多いと、情報処理や作業をするためのワーキングメモリの機能がいわばストレスに占領されてしまうのです。すると、普段は前頭連合野が抑制している感情や衝動が抑えられなくなることがあります。強いストレスにさらされると、普段なら言わないような嫌味を口走ってしまったり、抑え込んでいる欲望が爆発してしまったりするのはこのためです。

なぜ会議の前に根回しが必要なのか

日本の企業によくある「根回し文化」も、ワーキングメモリの低さから生まれてきた習慣ではないかと思います。会議や交渉を有利に運ぶために非公式の場で事前に合意を取っておくのが、いわゆる根回しという日本独特の行為であり、企業や行政官庁では習慣化しています。

なぜこうした根回しが必要なのかというと、会議などの公式な場で、いきなり新しい提案をすると「こんな話は聞いていない」とか、「ここにある情報だけでは判断できない」

などと否定されてしまって、通したい主張もなかなか通らなくなる事態を避けるために事前に根回しをしておくのです。

もちろん、本当に判断するための情報が不足しているだけのケースもあります。事前に、どんな情報があれば判断できるのかをヒアリングするために根回しをしているとしたら、それはビジネスを円滑に進めるための手続きといえるかと私も思います。

しかし、なかには、その瞬間に出された提案を読み込み、その場で判断するのが苦手になっている上司のために、事前に根回しをしてあげているケースも多いようにも思います。

ワーキングメモリの能力が低いほど「知らないことはなるべく考えたくない」「自分の持論から外れるのが嫌だ」という凝り固まった思考に陥ってしまいがちです。だから「いきなりそんなことを言われても考えられない。なぜ事前に言わないのか」と怒ることになるのです。

また、長期記憶から情報を引きだしてくるのもワーキングメモリの仕事です。これまで見たことのないアイデアや問いが目の前に現れたとき、そのアイデアや問いの内容を理解し、それについて考えたり判断したりするための知識や経験を、自分の長期記憶から検索して引っ張りだしてくる。こうした作業が、ワーキングメモリの能力が低下していると面倒になったり、うまくできなかったりしてイライラしてしまいます。

だから、その場で即決できないというような上司のために、事前に根回しをして、余裕をもって情報を吟味したり判断したりできる時間を確保してあげている、とも考えられます。

刺激は強いが「考えさせない」コンテンツ

最近では「スマートフォン依存で、脳を使い過ぎて疲れる」といった表現もよく見かけます。ところが、実際に脳の中で起きていることは少し違います。スマホから流れる情報は展開が速く、こちらが受け身で得られるため、脳が活発に機能せず逆に疲れてしまうのです。

例えば本などのアナログな媒体に比べると、スマホでは大量の情報に触れることができます。情報のインプットが多過ぎる割に、「こんなニュースがあったのか」と内容を追っては次々とスピーディーに情報を追いかけていくので、深い思考はさほどしていません。

すると目で情報を追ってばかりで、浅く情報を処理する状態が続き、深く考える機能はどんどん低下していきます。

脳は、深く考えたり逆に何も考えなかったりする時間の間に必要な情報と不要な情報の整理整頓をしています。その時間を取らずに浅い情報処理ばかりを繰り返していると、整理されていない情報が脳内に溢れて、脳はへとへとに疲れ切ってしまうのです。

ゆったりとした気持ちで本を読むとき、私たちはそこにある文字情報から、書かれているのはどんな情景かと想像したり、この言葉はどんな意味をもつのかと思考したりして、深く考えることができます。しかし、最近のコンテンツはTikTokや切り抜き動画のように、どんどんスピードが速く、過激で分かりやすい演出になっています。展開が速過ぎると、見る側がじっくり思考する隙はありません。特に何も考えなくとも楽しむことができてしまいます。

世の中にあるコンテンツが素早く、分かりやすく刺激を与えるものへと変化している今、受け身で情報を得る時間が増えているわけで、私たちの脳を使わない状態にして、疲れさせるだけでなく、機能低下も促しているといえるのです。

ゲームも同じです。新しいルールを理解したり、戦略を立てたりと攻略法を思考しながらゲームに取り組む場合は、ワーキングメモリが働いています。しかし最近は、できるだけユーザーのワーキングメモリを使わないで済むような工夫がされたロールプレイングゲームやパズルゲームなども増えています。おそらく、手っ取り早く面白いと感じられるコンテンツが世に溢れかえるなかで、考えることが多過ぎるゲームは難解だといわれて、なかなか流行しないのだと思います。

頭を空っぽにして反射的に手を動かせばできるようなゲームを長時間していると、思考を司る前頭連合野は眠ったような状態になってしまいます。前頭連合野が寝ていてはワーキングメモリも働きません。しかし、一度眠ってしまった前頭連合野を起こすのには相当なエネルギーが必要になります。

夜通しゲームをしてから仕事に行くと、寝不足に加えて、前頭連合野がなかなか起きないので、仕事に身が入らずにぼーっとした状態が一日続くこともあるはずです。こういうときはワーキングメモリがうまく働かないので、仕事でミスをしたり、うっかり忘れをしたりすることが多くなります。

教育の現場でも同じようなことが起きています。ゲームなどをしてから塾に来る子どもは、なかなか勉強のスイッチが入らず集中力も下がってしまう傾向があります。一方、塾の前におやつを食べながらダラダラして、何もしない時間を過ごした子どものほうが、よっぽど学習を始めるモードに入りやすいのです。何もしていないときよりも実はゲームをしているときのほうが、脳の中では何も思考は進んでおらず、前頭連合野も使われていない、ということです。

ひと昔前は通勤電車で新聞を読んでいる人が大勢いました。今はほとんどスマホです。朝から一生懸命ゲームをやっている社会人たちもいます。私は、そういう姿を見るたびに、ゲームなどをするよりも、一つの記事を読んだり動画を見たりしながら、要点をまとめてみたり、そのことについて自分の意見を考えてみたりするほうが、仕事モードには入りやすいのになあともどかしく思うこともあります。

挿絵のない本を読めなくなっている現代人

文字のみで構成された本を読んでも、書かれている内容がどのような状況なのかイメージできない人が増えています。最近ではビジネス書にも挿絵や図を使われるケースが増えていますが、これは、できる限りワーキングメモリに負荷をかけずに、内容をイメージしながら読み進めてもらうための工夫といえます。文字情報から情景をイメージするには、ワーキングメモリを使って、書かれている内容を少しの間覚えておき、その情報をイメージと結びつける処理をしていく必要があるからです。

大人のケースと同様に、教育現場でもワーキングメモリの低い子どもに合わせて、なるべくワーキングメモリを使わせずに正解に導く指導や教育コンテンツが増えました。昔に比べて最近の教科書には、挿絵や写真が増えて、書かれた内容がイメージしやすくなっています。字幕入りの動画コンテンツなど、より分かりやすいデジタル教材も増えています。ワーキングメモリに頼らずとも、学習の内容を誤りなくとらえることができるように工夫されているともいえます。

しかし、結果としてどんどん子どもたちのワーキングメモリを使う機会が減っていってしまっては、どんどん衰えを促すことになります。

例えば小学生の算数に文章題が出てきます。「タカシ君が２００円持って買い物に行きました。１００円の消しゴムを1個と、50円のえんぴつを1個買いました。さてタカシ君の手元にはいくら残っているでしょう」のような問題です。

ところが、この文章題の内容が理解できない子どもたちが最近増えているのです。文字だけを読んで書かれている状況を理解し、イメージして、それを式にするといった変換ができない。こうした変化は、ワーキングメモリを使わなくてもいいようにと配慮し過ぎていることにも原因があるように思います。

企業研修など社会人の教育の場でも、「スマホ動画で、1分で分かる！」などとうたわれたマイクロラーニングが増えています。短いコンテンツで分かりやすく、忙しい現代人にとっては便利な学習法です。しかし、同時にワーキングメモリを使う機会や、深く考える機会を奪っているともいえます。

企業で使用するマニュアルや指示書を、分かりやすい動画にするといった工夫も、社員のレベルを問わずに理解を促し、ミスを減らすという面では効果的です。しかし一方では、文字ベースで書かれたものを読み、理解し、自分の頭でイメージして、実際にシステムを触ってみるなどの経験を積みながら学習していくことのほうがワーキングメモリを活用することにはなります。

ただし、このやり方では時間もかかり、学習する人次第で誤った理解をしたりミスが生まれたり、といったことも起きます。「そんな時間的猶予はない」ともどかしく思う人もいるはずです。

なかには「機械で代替できたり、思考しなくてもいいコンテンツが増えたりしているのなら、そもそもワーキングメモリを使う必要はないのではないか」と考える人すらいます。しかし、それではワーキングメモリの衰えを加速させていくだけなのです。

「脳は加齢には抗えない」は嘘

「脳は加齢には抗えない」という言葉があります。加齢による脳の衰えを食い止めることはできない、ましてや一度低下した機能を再び向上させるのは難しいのでは、と疑う人も多いと思います。

しかし私は、ワーキングメモリの能力低下を食い止め、さらに鍛えることも可能だと考えています。

応用神経科学者の青砥瑞人氏は、脳の学習はシンプルで"Use it, or lose it."という特性があると述べています。使われれば神経回路が強化され、使われなければなくなる。この「プルーニング（刈り込み）」と呼ばれる適応反応で、脳の整理整頓を絶えず行っているそうです。脳の神経細胞は、最初は未熟で細いため神経の電気信号が漏洩する確率が高くなります。よく使う神経細胞に栄養を与えることで神経細胞を太くすれば、情報を素早く処理することができるようになる、ということです。

つまり筋肉と同じように、脳の神経細胞も使えば使うほど鍛えられるのです。

短期的なトレーニングによって、ワーキングメモリで記憶できる情報の容量を増やすのは難しいといわれています。しかし、トレーニングを通じてさまざまな刺激を入れることで、ワーキングメモリの能力が衰えていくのを防ぐことはできるはずです。そして、普段使わない脳の部分を意識的に使うことによって、ワーキングメモリを鍛えて、その機能を高めていくことも期待できます。

人それぞれ異なるワーキングメモリの特性

ワーキングメモリには、人それぞれ、どのような種類の記憶が得意かといった異なる特性があります。

次ページの図表8は、ワーキングメモリを構成する3つの要素を表しています。それは前頭連合野にある「中央実行系」と、左側頭葉、右側頭葉にそれぞれある「言語的短期記憶」「視空間的短期記憶」です。

中央実行系とは、注意の制御など高次の認知機能を司るものです。言語的短期記憶は、数、言葉など音声で表現される情報を保持し、視空間的短期記憶は絵、形、位置情報などの視空間情報を保持しています。

例えば人の話を聞いて考える場合は、中央実行系で注意のコントロールをし、耳から得る音声情報を言語的短期記憶で記憶して処理する「言語性ワーキングメモリ」が働いています。一方、映像や写真を見てイメージしながら考える場合は、中央実行系と視空間的短期記憶の機能を使った「視空間性ワーキングメモリ」が働きます。

図表8　ワーキングメモリを構成する3つの要素

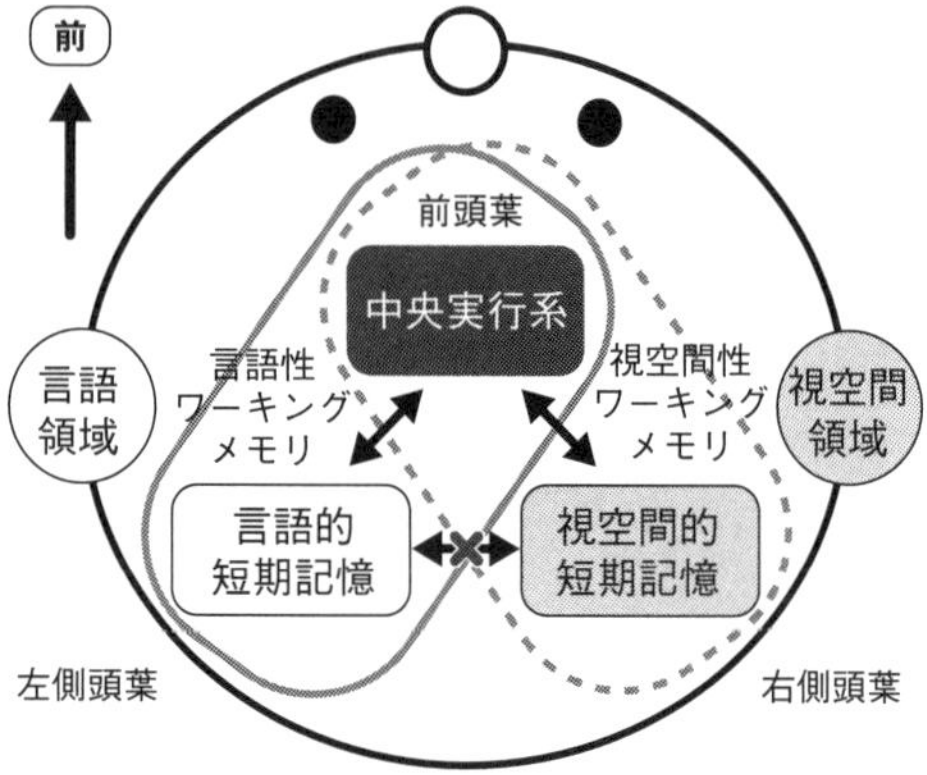

出典：ワーキングメモリ教育推進協会「Working Memory Journal ～学びの個性を把握し、生かし、伸ばす～ Vol.2 知識編」2020年

この2種類のワーキングメモリについて、どちらがより働きやすいかには個人差があります。音声情報を記憶しながら考えるほうが得意な人、物を見たりイメージしたりしながら考えるほうが得意な人、と人それぞれ特性が異なるのです。

音声情報を記憶しながら考えることが苦手な人は、文章を読むときに読み間違いをしがち、作文や日記を書くのが苦手、人からの指示をすぐ忘れがちといった傾向があります。一方、物を見たりイメージしたりしながら考えるほうが苦手な人は、ホワイトボードに書かれた文字や図形をノートに書き写すのが遅い、地図が苦手、立体の構造や展開図を理解するのが難しい傾向があります。

　こうしたワーキングメモリの特性を知ることは、学びの特性を見つけたり、人に合った学び方や情報取得の方法を考えたりするのに役立ちます。音声情報を記憶しながら考えるほうが得意な人は図やビジュアルで情報を得るよりも、耳で聞いたり文章を読んだりしたほうが頭に入りやすいといったように、自分に合った学び方、情報取得のあり方を選ぶことができます。

　また上司や指導者の立場であれば、指示を出したり指導をしたりする相手にどのような特性があるかを知っておくと、資料の作り方一つとっても相手に伝わりやすい方法を選ぶことができるはずです。〝Use it, or lose it.〟の原則に照らして考えれば、あまり得意ではないほうをあえて使ってみる、意識的に鍛える機会を増やして、衰えを防止し、機能向上を目指すことも有効です。

　研究が進み、自分にどのような特性があるかを科学的に測る方法も開発され始めています。広島大学大学院の湯澤正通先生が開発した「ＨＵＣＲｏＷ」（小学校1年〜中学校3年までのワーキングメモリアセスメント）では、言語的短期記憶、言語性ワーキングメモり、視空間的短期記憶、視空間性ワーキングメモリのアセスメントを行い、これら４つの特性を子どもたちの学習の最適化につなげています。今後、大人向けにもこうしたアセスメントが開発され、普及していくと考えます。

発達障害とワーキングメモリの関係性

　発達障害とワーキングメモリとの関係性も指摘されています。ＡＤＨＤ（注意欠陥・多動性障害）などの特性をもつ人のなかには、ワーキングメモリがうまく働かない人がいるといわれています。

　前頭連合野にある中央実行系は実行機能とも呼ばれており、例えば仕事のミーティングに参加するときに、まず切り替えて（「これからミーティングが始まるな」）、抑制し（「ミーティングが始まるので、スマホは見ないで話を聞かないと」）、そのうえで更新する（ミーティングの流れに沿って、常に情報を処理して更新していく）といった働きをします。この「更新」を担うのが主にワーキングメモリの機能です。

　ところが、ＡＤＨＤなどの特性のある人には、この「切り替え」や「抑制」の部分がうまく働かないことが影響して、「更新」にあたるワーキングメモリも働かなくなる人がいます。すると、ミーティングが始まっても席を立ってうろうろと歩いたり、ほかのことに気が散ってしまったりして、ミーティングの内容についていけなくなるのです。

一見真面目そうにミーティングに参加していても、実はミーティングの内容に全然ついていけていない人がいます。たいていの場合、頭のなかに「昨日のテレビは面白かったな」「外から聞こえるあの音は何だろう」「今日の夜は何を食べようかな」とさまざまな考えが湧き上がってきてしまい、それを抑制することができていない状態になっていることが多いです。メタ認知が働けば「雑念が湧いているな。今はミーティングの時間だから、ミーティングの内容に集中しないと」と自分で気づくことができるのですが、これも特性によって難しい場合があります。

発達障害と診断されるほどではなくとも、注意力が散漫になっている人はいます。例えばミーティングの最中に、今は配布資料の1点目について議論しているのにもかかわらず「この資料の3点目についてなのですが……」と議論を飛ばして自分の言いたいことを話してしまう。これも抑制が利かなくなっていて、目について気になったところについて今すぐ伝えずにはいられない状態なのです。こうした状態だとワーキングメモリもなかなか働かないので、ミーティングの肝心な内容がまったく理解できないまま、些末なことに気を取られて時間が過ぎていく人も多いです。

切り替え・抑制・更新といった実行機能は、生まれたときから働くというよりは、幼稚園や保育園、学校、会社といった集団生活を通じて身についていくものです。最近は教育の現場でも発達障害に対する理解が進んで、それぞれの特性を踏まえたルールづくりや、気持ちを切り替えやすい環境を取り入れる学校が増えています。

一方で、こうした知識がないと「ＡＤＨＤなどの特性がある人には配慮して、とにかく自由にさせてあげなければいけない。注意をしてはいけない」といった誤解が生まれます。自由にし過ぎることで逆に抑制が利かなくなり、本人としても集中したいのにいろいろな雑念が湧いてきて苦しい、といった状況にもなりかねません。

障害の診断を受けたか否かにかかわりなく、そもそも人それぞれに脳の特性は異なるものです。それを「この人は／私はＡＤＨＤだから」などと決めつけて、その人個人の特性に目を向けず、対処する方法を考えないのは本末転倒だと私は考えます。

私が子どもたちに指導するときには、例えば注意欠陥の特性がある子だとしたら、この子はどこまでできるのか、何が苦手なのか、耳から、目からなど情報の入り方によって違いはあるのか、などと人それぞれの脳の特性について目を向けるようにしています。それが個人の特性を踏まえて学びを最適化することの本質だと考えるからです。

ワーキングメモリを鍛えて「脳のスタンバイ」をする

ここから、日常的にワーキングメモリを鍛えることによって、30～40代のビジネスパーソンの仕事にどのような影響をもたらすかを考えていきます。

まず期待できるのが、大事な仕事に向けて、脳が考えたり処理したりするモードに入りやすくなることです。

コロナ禍以降、テレワークや在宅勤務を取り入れる企業も増えました。会社で仕事をするよりも、なかなか仕事のスイッチが入らず集中が続かなくて悩んでいる人もいるはずです。過去にないほどにセルフマネジメント力が求められている時代ともいえます。そんななかで、ワーキングメモリのトレーニングを仕事の前にやっておくと、脳が働くモードに入りやすいという効果が期待できます。

この効果は私も、子どもたちへの指導を通じて日々実感しているところです。塾に来校する子どもたちのなかには、落ち着きがなく「席に座りなさい」「集中しなさい」などと厳しく指導しなければなかなか授業を始められない子どももいます。しかし、授業の前に「脳力道場」の教材を使って、ワーキングメモリのトレーニングを行う時間を取り入れてみると、トレーニングをしているうちに自然と落ち着き、勉強するモードに入るので、集中して授業を受けられる状態に変わりました。

さらに、教科学習でもワーキングメモリを使うような作業を意図的に取り入れてみました。国語の授業でいきなり読解問題を解かせるのではなく、まずは教科書を読み、いったん閉じて、「ここまでの部分に何が書かれていたのか思いだして、要約しよう」といったワークをやってみたのです。最初のうちは「まったく思いだせない」と答えていた子どもたちが何度も繰り返すうちに、次第に記憶できるようになり、要約をすることもできるようになっていきます。そうしていくうちに、読解力自体がどんどん伸びていくのです。

ビジネスパーソンでも、ワーキングメモリを鍛えることで似たような効果が期待できます。まずは「これから仕事を始める」「集中する」といったモードに切り替えて、仕事に向けて脳をスタンバイする。そして長期的にトレーニングを続けて、ワーキングメモリの機能を高めていくことによって、仕事に必要な資料を読み込み正しく理解するための読解力や、膨大なデータや情報を処理する力を高めていくことにつながっていくはずです。

心理的安全性が仕事の効率を上げてミスを防ぐ

ワーキングメモリのメカニズムやそれぞれの特性を理解し、鍛えるためのトレーニングを取り入れることは、組織のパフォーマンスを向上させることにもつながります。

近年は組織マネジメントのあり方も変わっています。旧来型のヒエラルキーのある組織で、命令が上から下りてきて、メンバーはそれをこなせばいいといったマネジメントのあり方から、近年は一人ひとりの自律性を促すようなマネジメントが良しとされるようになってきています。

組織マネジメントといえば、２０２３年のＷＢＣ（ワールド・ベースボール・クラシック）で、トップダウン的なリーダーシップではなく、選手たちを信頼し、コミュニケーションを重視してチームをまとめ上げた栗山英樹監督のチームマネジメントが話題になりました。以前は厳しい監督が圧倒的な力でチームを牽引し、選手たちは必死でついていきながらスパルタ練習を乗り越えるといった光景が一般的だったように思います。しかし近年、野球だけでなくほかのスポーツでも顕著にリーダー像やマネジメントのあり方が変化しているようです。プロスポーツの世界ではいち早く、組織マネジメントのあり方や、個人のパフォーマンスの上げ方に脳科学の知見を取り入れているからだと考えられます。

特に重要なのは、ストレスにさらされるとワーキングメモリの機能を含めて前頭連合野の働きが鈍くなってしまうことです。つまりチームメンバーのパフォーマンスを最大化して組織の成果を上げるには、一人ひとりがストレスを感じにくい組織をつくる必要があります。

キーワードは心理的安全性です。心理的安全性は1999年にハーバードビジネススクールの研究者エイミー・C・エドモンドソン教授が提唱した概念で、「対人関係のリスクをとっても安全という、チームに共有された信念のこと」と定義されます。ビジネスシーンに合わせてもう少しかみくだくと「立場にかかわらず、誰もが率直な意見や疑問を述べても大丈夫だと思えること」といった意味になります。

2016年、Google社のリサーチチームが発表した「効果的で生産性が高いチームは心理的安全性が高い」という研究結果が話題になったことで、世の中にこの言葉が広まりました。

心理的安全性が低い状態、すなわち「意見や疑問を述べると怒られるのではないか」「新しい挑戦をして失敗をしたらチームにいられなくなるのではないか」「自分は否定されている」といった不安や疑念がある状態は、ストレスが高く、心理的に「危険」と判断されてしまうため、ワーキングメモリの機能を含めて前頭連合野がうまく働かなくなります。すると、思考や集中といったことができなくなるのです。何をしても焦るばかりで、仕事の効率も落ちて、ストレスがない状態であればしないようなミスをしてしまったり新しいアイデアを考えたり、知らないことを学んだりする力や意欲も下がってしまいます。

このように個人のパフォーマンスが下がるので、チーム全体のパフォーマンスも下がってしまうわけです。

過度にメンバーを否定し、追い込んで成果を上げるといった組織が減っているのは、経験則的にも、否定することはどうやら効率が悪いと気づき始めているからだと考えられます。

部下や後輩にこそ「察する力」を使う意味

ワーキングメモリを鍛えることで、会話のズレを改善したり、やりとりが円滑に進んだりといったコミュニケーション面の向上も期待できます。特に私は、ワーキングメモリの力は最近よく注目される「察する力」、つまり相手の考えや思いを汲み取る力に通じていると考えています。

察するためには、相手の何気ない振る舞いや言動を観察しながら、さまざまな情報を得なければいけません。また、相手の表情に合わせて柔軟に話し方を変えたり、今、相手が知りたいと思っていることを推測したりすることも必要です。こうした情報処理や柔軟な対応をするには、ワーキングメモリを駆使しなければならないのです。

「察する力」というと、例えば上司が求めていることを察して提案するといったように、後輩から先輩、部下から上司と、年齢や力、役職が自分より上の人に対して用いられることが多いものです。しかし、私は指導係やチームリーダーに就く機会の増える30～40代のビジネスパーソンにこそ、部下や後輩に対して「察する力」を発揮することが必要なのではないかと考えています。

例えば部下に対して指示をして、指示どおりに相手が動けなかったとき、つい怒ったり失望したりしがちです。しかしそれは、自分が部下の状況や能力を察して、適切な指示出しができていなかった、ということでもあります。

部下やメンバーと信頼関係を築くにも、察する力は必要です。部下がアイデアを出すのに萎縮しているとしたら、ひょっとしたら自分の態度が不安を与えている可能性があります。心理的安全性の高いチームを築くためにも、どうすれば相手の不安を和らげられるのかを考え、改善する必要があります。

相手がどこまで理解しているのか、どんな言葉をかければやる気になるのか、といったことを探りながら、かける言葉や指示する内容を調整するのです。場合によっては、相手に必要な情報だけを抜きだしたマニュアルのようなものを作成することも有効です。さまざまなプロジェクトでリーダーシップを発揮し、これからマネジメント職に就く世代だからこそ、ワーキングメモリを鍛えることが重要です。部下や後輩の気持ちを感じ取り、推測していけば、目の前の状況を改善できる力を向上させるメリットは大きいのではないかと感じています。

自分と向き合う、自分で成長する

脳の衰えによって仕事のパフォーマンスが下がるという課題に対して、これまでのビジネス書では、メモ術やタスク管理の方法、ミスをしないための工夫などの切り口で、いかに脳に頼らず、正確に、効率良く仕事を回していくかを主眼にした書籍が多かったと思います。

ワーキングメモリの能力が次第に衰え、情報処理できる量が減っていくことを前提にして、同時に処理する情報を減らしたり、すでに脳内にある情報を外に出して解放したりして、どの情報処理に注力させるのかを考えていくことも、確かにパフォーマンスを向上することにつながります。スティーブ・ジョブズが毎日1種類の服を着ていたのは有名な話ですが、これも、日常生活ではなるべくワーキングメモリに負荷をかけないようにして、創造性が必要な思考や、仕事の重要な局面でワーキングメモリを使えるようにする工夫の一つといえます。

そうした工夫を取り入れつつも、やはり私は、自分の脳の限界を自分で決めずに、日常的にワーキングメモリを鍛えていくことが大切だと考えています。

ワーキングメモリや脳のメカニズムを知り、鍛えて伸ばそうとするのは、すなわち「自分自身の力や特性に意識を向ける」ことです。自分は何が得意で何が苦手かを理解しようとしたり、今の自分のコンディションに目を向けたりしながら、セルフマネジメントをしてパフォーマンスを上げていくことが、最終的に、自分一人で伸びる力を手に入れることにつながっていきます。

受験戦争で勝ち抜いてきた人が、社会に出てからなかなか活躍できないという話を聞いたことがあるはずです。これは日本の教育が長年、〝みんな一緒〟の詰め込み教育によって、知識の習得や情報処理力の育成に偏重し過ぎていたことが原因です。20世紀の成長社会では何かしらの正解らしきものがあり、素早く効率的に正解にたどり着く情報処理力が重視されていました。しかし、21世紀に入って成熟社会が進むと、成長社会であれば与えられた課題を効率良くこなすことが得意な優秀な人材と見なされていたような人が、一転して、変化の激しい状況では、自らこの課題を解決したいと目標を立てて取り組んでいくことが苦手な、仕事のできない人になってしまうのです。

ワーキングメモリを鍛えることは、この不確実な社会のなかで自ら取り組みたい目標を見つけたり、ワクワクしながら主体的に取り組んだり……といった一人で伸びる力を伸ばすことです。忙しい日々のなかで、与えられた仕事に精一杯という人も、無理のない範囲で簡単なワーキングメモリのトレーニングを取り入れていくことが、少しずつ自分自身に意識を向ける訓練にもなるのではないかと思います。

［PART 3］

日常生活でワーキングメモリを鍛える
実践！「ながら」脳トレ30

ちょっとした習慣を見直せばワーキングメモリが動きだす

ワーキングメモリを鍛える方法はシンプルです。まず、ワーキングメモリが働きやすい状態をつくること、そして"Use it, or lose it."すなわち脳の機能を衰えさせないために、ワーキングメモリをあえて使うような習慣を日常に取り入れることです。

ストレスのほかにも、ワーキングメモリの働きを邪魔する原因として、まず、情報の詰め込み過ぎが挙げられます。ワーキングメモリで同時に記憶・処理できる情報量を超えて、あまりに多くの情報を詰め込み過ぎると、頭のなかが混乱して新しい情報を取り込む余裕はなくなります。

次に、睡眠不足や運動不足、偏った食生活などによる身体の不調です。

日本人は世界的に見ても睡眠不足であると指摘されていますが、睡眠不足だとワーキングメモリが記憶できる量が減ると報告されています。２０１９年のカリフォルニア大学リバーサイド校での研究によると、睡眠の質が悪くなる（睡眠不足も含む）に従って、一時的に覚えられる量が減るといった結果が表れています。

忙しいビジネスパーソンにとって睡眠を増やすのは容易ではありませんが、ゲームなどのやり過ぎやスマホの見過ぎで夜ふかししがちな日が続くと、日中の仕事でもワーキングメモリの機能を低下させてしまいます。

長時間オフィスや自宅にこもり切り、といった運動不足の生活を送ると、脳に新しい刺激が伝わらず、運動によって使われる部分がどんどん萎縮していくといわれています。ボストン大学医学大学院のニコール・スパータノ氏の研究によると、運動不足は脳の老化を早める原因になり、現在の運動不足が20年後の脳細胞の量の減少に影響を及ぼすといいます。

食生活とワーキングメモリとの関係も多くの研究で指摘されています。偏食による脳の栄養不足は認知機能を低下させる大きな原因であることが、東京都健康長寿医療センター研究所の研究でも明らかになっています。乱れた生活習慣で引き起こされる身体の不調は、ワーキングメモリの機能を低下させることにつながります。身体的なコンディションを整えていくことも、ワーキングメモリの働きを向上させていくためには大切なのです。

前頭連合野に働きかけるトレーニングで脳をスタンバイ

ワーキングメモリの働きを阻害する要因が分かっても、すべてをいきなり改善するというのは、現代生活を送るうえではかなり難しいはずです。いくらストレスがワーキングメモリにとって大敵であるといわれても、仕事や生活をする以上、ストレスをゼロにすることを目指すのは現実的ではありません。

しかし、ちょっとした習慣を取り入れることで、脳を休息させたり、ワクワクする状態にしたりすることはできるのです。

例えば何も考えずにぼーっとする時間を、仕事の合間に5分間程度取り入れるだけでも、過去の情報や経験が整理されて、記憶や思考をまとめる効果があります。

脳はネガティブなものに反応しやすいとあらかじめ分かっていれば、「この仕事やミーティングのあとには、ネガティブ思考に入りやすい」と予測がつくときに、自分でポジティブな「報酬」を用意しておくことで、ネガティブ思考に陥ってワーキングメモリが働かなくなる状態を回避することができます。自分が達成できたことをカウントしたり、人に褒めてもらったり、と簡単なことでも報酬になります。

「これは何だろう?」「もっと知りたい」と興味をもち、好奇心が働いているとき、脳の中ではドーパミンという神経伝達物質が流れてさらなるやる気をつくりだすといわれています。ドーパミンとは「報酬系」や「快楽物質」ともいわれ、ドーパミンが脳に流れるだけでもっとやりたいという気持ちが生まれます。すると、ワーキングメモリを働きやすい状態にすることに加えて、短期記憶から長期記憶へと情報をつなげる「記憶の司令塔」の海馬という部位に働きかけるので、記憶の効率を高めることも分かっています。

　こうした脳のメカニズムを利用すれば、受け身になりがちなシチュエーションで、「知りたい」「楽しそう」と前向きに取り組もうとするだけで、脳の中でワーキングメモリの力を呼び覚ますことができます。

　特に大人数のミーティングでは、とにかく出席しているだけになっていて、自分で考えたりアイデアを働かせたりすることができていない人がよくいます。前日に夜ふかしや深酒をして、前頭連合野がまだ眠っている状態でも、ミーティングの前のスキマ時間を使って、前頭連合野を起こすようなトレーニングに取り組みながら、ワーキングメモリが働きやすい状態にしておけば、ミーティングが始まる時間には脳のスタンバイができるはずです。

「ながら」脳トレを取り入れて、大事な場面で結果を出す

そこで、仕事や生活のシチュエーションのなかに取り入れやすい、ワーキングメモリを鍛える脳トレを30個紹介します。ポイントは「ながら」です。通勤をしながら、仕事をしながら、帰宅しながら、日々の生活を送るなかで手軽に取り組めるものに厳選しています。さらに、あることをしながら別の情報処理や作業をすること自体が、ワーキングメモリを駆使することになるので、脳トレのさらなる効果も期待できます。

トレーニングは、脳トレ①「ワーキングメモリが働きやすい状態をつくる」、脳トレ②「ワーキングメモリを鍛えて衰えを防止する」の2種類に分かれています。

大事な商談や、アイデアが求められるブレストの前には、脳トレ①「ワーキングメモリが働きやすい状態をつくる」のトレーニングに取り組むことで、新しいアイデアが生まれやすくなったり、コミュニケーションが円滑になったりといった効果が期待できるはずです。

通勤途中や、顧客のところに向かう移動中などの時間にゲームをしたり、ネットサーフィンをしたりしている人は、その数分を脳トレに置き換えるだけでも、頭が切り替えられ、集中・思考モードに入りやすくなります。

また、脳トレ②「ワーキングメモリを鍛えて衰えを防止する」にはあえてワーキングメモリに負荷をかけるトレーニングも多く、最初は、なかなかうまくできないと感じる人もいます。しかし、生活のなかに取り入れて繰り返しやっていくことで、できるようになっていく実感を得られます。

さらに、これから紹介するトレーニングは自分で取り組むだけでなく、企業研修や後輩指導の場面で活用することもできます。

トレーニングのコツがつかめてきたら、チームのミーティングの冒頭5分に取り入れてみたり、ストレスやプレッシャーでワーキングメモリが働かなくなっている後輩との面談に活かしてみたりと、ぜひ自分以外の人とも一緒に取り組む機会をつくってみるといいと思います。メンバーや部下のワーキングメモリを鍛えることは、ひいては組織全体のパフォーマンスを高めることにつながります。

どのトレーニングから始めても構いません。嫌々やるのではなく、面白そう、ワクワクする、と前向きに取り組む姿勢が脳に良い影響を与えます。自分に合いそうなものから、ぜひ気軽に、楽しんで取り組んでみてください。

「ながら」脳トレ30

脳トレ① ワーキングメモリが働きやすい状態をつくる

1	通勤しながら「3分瞑想」をする
2	デスク周りを片付けながら情報も整理する
3	仕事をしながら自分を細かく褒める
4	普段歩かない道を歩きながら街を観察する
5	外に出て散歩しながらアイデアを考える
6	動画を見ながら商談成功のイメトレをする
7	好きな音楽を聴きながら作業する
8	夜22時以降はスマホと距離を置きながら脳を休める
9	立ちながらオンライン会議に参加する
10	「憧れのあの人なら、どうする?」と想像しながら仕事する

脳トレ② ワーキングメモリを鍛えて衰えを防止する

11	レシピを思いだしながら残り物で料理する
12	ホワイトボードを見ながら手書きでメモを取る
13	1駅分移動しながら「2文字しりとり」をする
14	車で通勤しながらナンバープレートで足し算をする
15	ミーティングに参加しながら議事録を作成する
16	昼食をとりながらラジオを聴く
17	分からない言葉は想像しながらミーティングに参加する
18	歌詞を思いだしながら歌う
19	SNSを見ながら、自分でも「1日1つぶやき」をする
20	本の2ページ分を思いだしながら「小見出し」を考える
21	暗算しながら経費処理をする
22	小説を耳で聴きながら頭のなかで場面を映像化する
23	英語音声を聴きながら、シャドーイング&ディクテーションをする
24	身支度をしながら「今日のタスク」を思いだす
25	セルフトークで「振り返り」ながら「次につながる意見」を聞く
26	マニュアル作成をしながら「自分の知識」を振り返る
27	家に帰りながら「赤いもの」を10個探す
28	「アイデアを3つ」考えながらスキマ時間を過ごす
29	動画を倍速で視聴しながら内容を理解する
30	脱・定番を考えながらプレゼントを選ぶ

脳トレ① ワーキングメモリが働きやすい状態をつくる

1 通勤しながら「3分瞑想」をする

出勤前の3分、または電車やバスで通勤する人が会社までの3分を使って、瞑想を取り入れるトレーニングです。特に、ついスマホを触ってしまう習慣のある人は、瞑想の間は意識的にスマホを伏せておくようにします。

瞑想というとスピリチュアルなものだけと誤解する人がいますが、実は脳の断捨離をして、ワーキングメモリを働かせるためには、非常に有効な方法なのです。

何も考えずぼーっとしているとき、脳は仕事のように意識的な活動をしているときの20倍も活発に動いているといわれます。無意識下で脳が活動し、脳の中のいらない情報を整理したり、思考したりといった作業をしているのです。この仕組みをデフォルトモードネットワークと呼びます。

このとき脳では複数の領域が活性化し、脳内に散らばる記憶の断片をつなぎ合わせていると考えられます。ぼーっとしているときにひらめきやアイデアが浮かびやすいのはこのためです。

ただし、デフォルトモードネットワークに入る時間が長いほど、脳が大量のエネルギーを消費して逆に疲れ切ってしまいます。すでに終わったことを気にし過ぎていたり、まだ起きてもいないことまで不安に思っていたりと心ここにあらずな状態が続くと、脳も疲弊していきます。うつ病の人たちには反すう思考（過ぎたことなどを繰り返し何度も考えてしまう傾向）がよく見られるのと同じように、デフォルトモードネットワークの使い過ぎとの関連性が指摘されています。

つまり、意識的にデフォルトモードネットワークのスイッチのオン・オフを切り替えることが大切なのです。瞑想はその手段として、近年は注目が集まっています。簡単に生活に取り入れられて、脳を整える効果が見込めるのが瞑想です。

図表9　瞑想で脳を整える

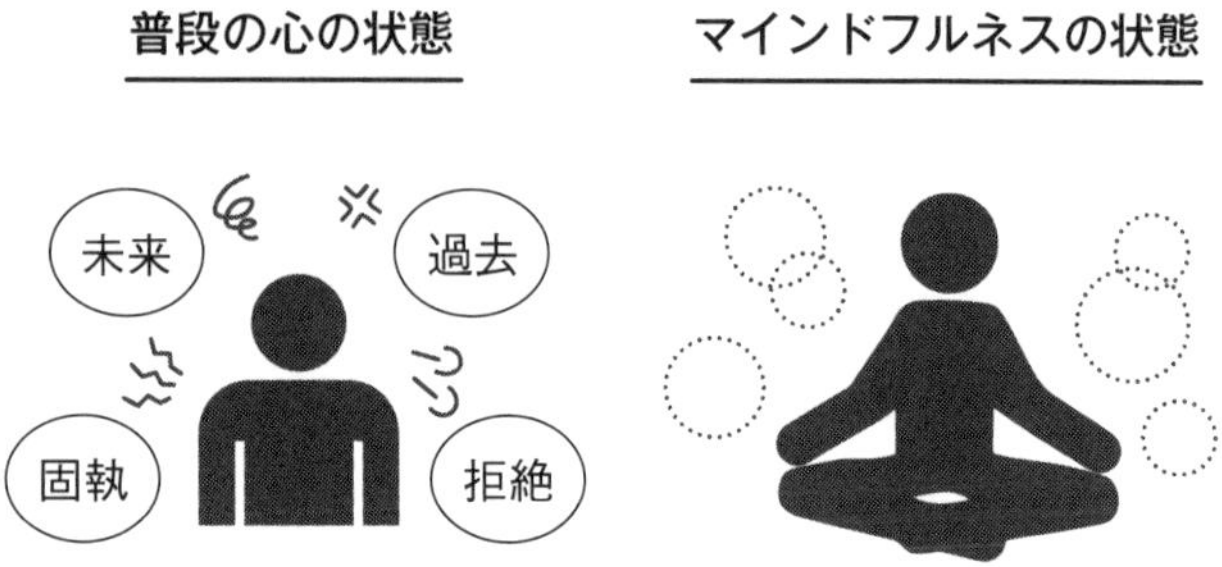

著者作成

瞑想の手順は、まずは軽く目を閉じて、自分の呼吸に集中します。

姿勢を正し、鼻から息を吸って、倍の時間をかけてゆっくりと鼻から息を吐くイメージです。

3〜4回くらい呼吸を繰り返すとちょうど1分ほどになりますので、それを目安に3セット、繰り返してみるとよいです。

最初のうちは呼吸にだけ意識を向けるのは難しく、別のことが頭に浮かんでくることもあります。無理に頭のなかを「無」にしようと頑張る必要はありません。自分の注意がそれていることに気づいたら、鼻から出入りする呼吸の感覚にまた意識を向けてみてください。慣れてくればスムーズにマインドフルネス（何も考えない無心の状態）になれるようになります。

2 デスク周りを片付けながら情報も整理する

物がたくさんある空間は、目につくさまざまな情報に対して注意が飛んでしまうため、ワーキングメモリをたくさん消費してしまいます。目の前の仕事に集中したいときには、脳への刺激をできるだけ抑える空間で仕事をしたほうがワーキングメモリを無駄遣いせず集中力を高めることができます。

そのためには脳に余計な刺激を与えるような物を、仕事場、特にデスク周りから減らすことが大切です。

私たちは仕事を始める前に、前頭連合野の実行機能で「今からは仕事をする時間」と気持ちの切り替え・抑制をしています。その準備ができないと、情報を処理し更新するというワーキングメモリの機能もうまく働きません。

切り替えや抑制をしていくには「どこに意識を向けるか」が明確なほうがよいといわれています。例えばデスクの前にポスターが貼られているだけでも、ポスターに意識が向いてしまって注意力を制御できなくなってしまいます。

そもそも、ワーキングメモリは瓶の入り口に例えられるくらい、一度に情報を処理・作業できる容量が少ないのです。いろんな情報が目の前にあると、それを目で見ていちいち取り込む作業をやってしまいます。机の前に本があると、仕事の片手間に思わず手にとって読んでしまうのもそのせいです。集中力を高め、肝心な情報処理にワーキングメモリを空けておくためにも、不要な情報を目の前からできる限り排除していくことが大事なのです。

最近はテレワークも増えています。オフィスとは異なり、自宅での仕事空間は目に入るものが多いです。できれば自宅でも、何もない壁や窓に向かって作業空間をつくったほうが、集中力を高めることができます。

パソコンの壁紙も、柄や絵が描かれているものよりは、単色のほうが集中しやすくなります。仕事を始める前に、必要な物以外はすべて引き出しに入れてしまう必要があります。気づくと書類や小物がデスクに溜まっていってしまう人は、終業後にデスク周りを整理する習慣をつけ、週1回、例えば金曜の夕方に断捨離をすると決めてしまい、片付けの習慣をつくるのも大事です。

3 仕事をしながら自分を細かく褒める

失敗体験が多かったり、自分を責める癖があったりする人は、ワーキングメモリがなかなか働きにくいことが分かっています。

年次を重ねてチームや部下を率いる立場になると、人から褒められる機会は減ります。できなかったことよりもできたことに目を向け、自分自身で気づき、自分の頑張りを肯定し褒めることによって、ワーキングメモリが働きやすい状態をつくることができるのです。

仕事で分かりやすく成果が出たときは、周りからも評価されやすく、自分自身も「よくやった」と達成感を抱くことができます。むしろ、目に見えるような結果が出なかった、失敗したときにこそ、意識して「自分を褒めるタイム」をつくってほしいのです。

例えばプレゼンテーションで思うような反応が得られなかったり、自分が主催したミーティングで議論が紛糾してうまく帰結しなかったりすると、むしゃくしゃする気持ちになる人もいると思います。

しかし、そういうときこそ「自分の思ったことを相手に伝えられただけですごい！」「今日のミーティングがなければ、議論も生まれなかったのだから、よくやった！」などと自分を褒めながら「きっと次は、もっとうまくやれるはずだ」と期待も込めて振り返っていくのです。こうしたポジティブな振り返り、そして自分を褒めるタイムを設ける習慣を続けていくと、自分にとって少しハードルの高い仕事を前にしたときにも「私ならやれる」と思える、強じんな精神力が育つのです。

仕事の資料を読み込む前から「こんなに分厚い資料は読める気がしない」「難解だろうから、どうせ読んでも私には理解ができない」と感じて、面倒になってしまう人がいます。ワーキングメモリが働きにくくなっている、また能力が低下している人によくある傾向です。

　このような状態の人には、事実を一つひとつ確認しながら、肯定していくことが有効です。まず最低限、資料をデスクに出すことができたかどうか、1ページ目を読めたかどうか、さらに新しい用語も理解できた、読み切れた、内容を大まかにとらえられた……といった、小さな「できた」をいちいち確認するのです。「読めない、ということはない」「確かによく分からない箇所もあったが、理解ができる部分もあった」と客観的に自分を見つめていくことによって、少し高い位置から俯瞰して自分を眺めてみて、褒めるトレーニングを日常的にしていきます。そうすると徐々に「私ならやれる、なんとかなる」と思えるようになっていくのです。褒めることが苦手であっても、自分自身を振り返ることや客観的に見ることだけでも有効です。

4 普段歩かない道を歩きながら街を観察する

外を数分歩くだけでも、私たちは街の景色や行き交う車、人、看板、店舗や住宅など、さまざまな情報を受け取って処理しています。しかし、いつも同じ環境で働き、似たようなパターンのなかで生活していると、ごく限られた風景や情報にしか触れられないことになります。

やる気をもたらす重要な働きをするドーパミンという神経伝達物質は、新しい物事に触れたときに分泌される傾向があります。見慣れた風景ばかりで変化のない日常を送っていては、前頭連合野への刺激も少なくなり、徐々にやる気も下がってしまいがちです。

オフィスの外に出る機会の多い営業職でも、「毎回必ずこの道を通る」と決めている、または効率化のためにA社→B社→C社などと営業のルートを決めている人は、次の道を曲がったらどんな景色が広がっているか、予想がつくようになります。歩いている間に見るもの、考えることが固定化されていきます。

すると、ワーキングメモリをわざわざ働かせる必要はなくなります。スポーツジムのトレッドミルでウォーキングをするよりも、自然環境のなかで歩くことのほうが、ワーキングメモリを働かせるためにはずっと効果があると考えられています。スポーツジムだと、目の前の景色がずっと変わらないからです。

であるならば一本、道を変えてみて外を歩きながら、街を観察したり、顧客回りをしたりするだけでも、ワーキングメモリは働きやすくなります。時にはルーティーンをやめて、いつもとは違う道を歩いてみたり、顧客を回る順番を日によって変えてみたりしてみたらいいと思います。

普段なら歩かない道をあえて歩いてみると、意外なものを見かけたり、新しい情報を得たりして、驚くこともあります。また、その経験が新しいアイデアに結びつく、といったこともあるはずです。

新しい情報に触れることで「この景色、どことなくあの街に似ているな」と感じるなど、普段は使わない記憶を取り出すきっかけになります。また、普段ならなかなか見かけないものを見つけて興味をもち、「あれは何だろう」「どんな仕組みになっているのだろう」などと、いつもとは異なる思考が始まることもあります。

休日に、いつもと違うシチュエーションに意識して足を運ぶようにすることで、ワーキングメモリが働きやすい状態をつくることも効果的です。

コロナ禍以降アウトドアを楽しむ人も増えていますが、海や山に囲まれた自然のなかで思い切り遊ぶことも、脳に良い影響を与えます。都会に比べて自然は予想外のことが起こりやすく、同じ場所でも時間を変えると異なるものが見えるなど、情報に奥行きがあります。それが前頭連合野に対して良い刺激を与えるのです。

週末は家でゴロゴロ過ごしがち、という人ほど、思い切っていつもは行かないアウトドアに繰り出してみると変化を感じることができ、すっきりとした状態で週明けの仕事を迎えられるはずです。

5 外に出て散歩しながらアイデアを考える

オフィスや自分のデスクといった、慣れた環境から少し離れてリフレッシュすることが、ワーキングメモリを働かせるうえではとても大切です。一日中オフィスの中にいる人も、10分程度休憩をかねて外に出て、オフィス街や公園など屋外を歩いて戻ってくるだけでもワーキングメモリには効果的です。

オフィスの中にいるとき、多くの人はそこまでリラックスできていません。知らず知らずのうちに、離れた席に座っている上司の視線を気にしていたり、周りで働く人の邪魔をしないようにと配慮していたりするものです。そうしたストレスのある環境から一度離れて、少し歩くだけでも意外とアイデアが湧いてくることがあるのです。瞑想と同じく散歩も、デフォルトモードネットワークのスイッチを入れてくれるので、リラックス状態からひらめきにつながるというわけです。

何か問題を解決したいときは、そのことについてずっと考えているよりも、一度そこから離れて散歩することによって創造性が働くことが知られています。スティーブ・ジョブズやマーク・ザッカーバーグといった起業家も、ウォーキング会議を取り入れていたといいます。

なかなか「散歩に行ってきます」と言ってオフィスを出にくい人は、昼食を自分のデスクで食べるのではなく、外に食べに行くだけでも少しの間リフレッシュすることができます。休憩時間にコンビニに飲み物を買いに行くのも良いですね。自分の席で頭を抱えているよりも、よっぽど創造的なアイデアを生むことができます。

またオフィスでは、つい愚痴が飛び交うこともあります。ネガティブな話ばかり聞こえてくるような場に身を置いていると、脳もネガティブなモードに入ってしまい、ワーキングメモリが働かなくなることもあります。「愚痴が始まったら、いったんその場を離れる」と決めてしまうのも良いと思います。

6 動画を見ながら商談成功のイメトレをする

商談やプレゼンテーションになるとつい緊張してしまって、思うようなパフォーマンスが出せなくなるという人向きのトレーニングです。商談など「成功させなければ」とプレッシャーがかかりがちな場では、それがストレスとなってワーキングメモリの働きを阻害します。特に、初めて会う人がその場にいたり、そのプレゼンテーションが自分にとって新しい挑戦だったりすると、一層プレッシャーが高まってしまいます。

ここで役に立つのが、「成功のイメトレ」です。脳は想像上の経験でも、実際の経験でも、同じような領域を使って情報処理を行います。つまり、現実には起こっていないことをイメージするだけでも、成功体験になるのです。事前に「成功のイメトレ」をして脳内で成功体験を積んでおけば、そこで得た感触が自信となって、本番でも高いパフォーマンスを発揮できると考えられます。

ほかにもプレゼンテーション後の質疑応答やディスカッションなど、相手が何を言ってくるかを事前に想定して、回答を考えておくだけでも同様です。

一度体験してうまくいったことに対して、私たちは「あのときやれたのだから、次もきっとうまくいくはずだ」と考えることができます。実際に体験していなくても「一度それについて考えた」だけで脳にとっては疑似体験となるので「きっと本番でも大丈夫」と思えるのです。

接客や営業の仕事で積極的にロールプレイング研修を取り入れているのも、スキルを向上させる狙いだけではなく、事前に一度疑似体験しておくことで、本番に取り組む心理的なハードルが下がるからです。しかし、実際にロールプレイングを行わなくてもイメージするだけでも十分な効果を期待できます。

自分と似たようなシチュエーションで成功しているビジネスパーソンの本を読んだり、インタビューやドキュメンタリーの動画を見たりしながら「自分もこんなふうにパフォーマンスを発揮できるはず」とイメージを膨らませておくことも有効です。

7 好きな音楽を聴きながら作業する

人にはそれぞれ、自分に合った「ビート（拍子）」があります。自分にとって心地の良いビートを刻んだ音楽を聴きながら、気持ちが乗っていると、脳内ではドーパミンという神経伝達物質が流れるため、前頭連合野の働きが向上して、ワーキングメモリも働きやすくなります。自分の好きな音楽を聴いて作業をするほうが、頭が冴えて、やる気になりやすいのです。

さらに人間は、無音だと作業効率が落ちる傾向があるといわれています。九州産業大学の五藤寿樹教授の研究によると、90人のオフィス労働者を対象に、音と作業効率の関係を調べた実験では、無音状態にあった人のほうが、作業効率が落ちるという結果が出ています。

あまり気が乗らない仕事の場合は、自分の好きな音楽、特に「これを聴くと、仕事や学習が進みやすい」といったビート、リズムの音楽を聴きながら取り組んでみる。ずっと同じ曲を聴いていると脳が慣れてしまうので、適度に曲を変えながら取り組むほうが良いです。仕事をするときにかける音楽のプレイリストを自作する、サブスクリプションサービスなどで、自分が集中しやすい音楽ジャンルのなかからおすすめのプレイリストを探すなど、1曲に慣れ過ぎないような工夫をしてみてください。

音楽やビート以外でも、五感を刺激して自分が心地良い状態をつくると、集中力を高めることができます。例えば「香り」もその一つです。私の教育講座では部屋全体を柑橘系の香りにしてみたところ、学習に取り組む子どもたちの集中力が高まった、という経験があります。自分をやる気にさせる香りは何かを探してみるのも、ワーキングメモリの働きの改善に役立ちます。

8 夜22時以降はスマホと距離を置きながら脳を休める

やり慣れたゲームをダラダラとしている時間は、前頭連合野は働いていません。その一方で、脳の後ろにある視覚情報を司る領域は活発に動いています。要するに、目だけ疲れてしまって、考えたりコミュニケーションを取ったりするのに大事な脳の司令塔は機能しなくなってしまうのです。

また、夜寝る前までスマホやモニターの明るい画面を長時間見ることで、睡眠ホルモンと呼ばれるメラトニンの分泌が低下します。メラトニンは、朝起きて光が目に入ってから14〜16時間後に、脳深部から分泌され、自然な眠りを促す働きをしています。

しかし、遅くまでゲームをしていてメラトニンの分泌が減ると、寝つきが悪い、朝なかなか起きられないといった症状が現れます。睡眠不足はワーキングメモリの働きも下げるので、翌日の仕事ではなかなか頭が働かない状態が続きます。

寝る直前までゲームをしてリフレッシュしたい人は、夜22時以降、眠りにつくまではあまり明るい画面を見ないようにしたほうが、翌日の仕事でもパフォーマンスを高められるはずです。

もちろん、ゲームなどの代わりに、この本で紹介している脳トレをやってみるのも効果的です。惰性で過ごしていた時間を、意識してほかのことに置き換えてみてください。

9　立ちながらオンライン会議に参加する

歩きながらだけではなく、立ったまま何かをすることも、脳の前頭連合野に刺激を与えることが分かっています。

２０１５年にテキサスＡ＆Ｍ大学が行った研究によると、高校生にスタンディングデスクを使ってもらい、全員に認知テストを行ったうえで、脳の働きを画像化してみると、スタンディングデスクを使うことは、前頭連合野の実行機能の働きやワーキングメモリの著しい改善と関連していると結論づけられています。

立ったまま学習したり、会話したりすることは、血流を良くして脳を活性化するという点で、運動とも似たような効果があるとも考えられているのです。

最近、座りっぱなしで身体に負担がかかるのを防ぐために、スタンディングデスクを取り入れるオフィスも増えていますが、身体の負担を減らすだけではなくワーキングメモリを働かせるうえでも効果的だというわけです。

まずは30分～1時間くらいのオンライン会議に立ちながら参加してみる。座ったままで行うよりも、頭が冴えて会話がスムーズになった、アイデアが出せたといった変化に気づくことができると思います。

またオフィスにスタンディングデスクがない場合も、仕事の合間に座ったまま周りの人と話すのではなく、トイレや廊下などに立ち、そこで5分程度雑談をするだけでも、ワーキングメモリの働きを改善する効果が見込めます。座り過ぎを警告してくれるスマートウォッチを使用して、1時間に1回は立って何かの作業をする、と決めてしまうのも良いですね。運動不足を感じているものの、なかなか運動する機会がない……と悩んでいる人は、まずは立ちながら仕事をしてみるところから始めてみてください。

10
「憧れのあの人なら、どうする?」と想像しながら仕事する

ワクワクしながら、好奇心をもって仕事に取り組むことができれば、前頭連合野が活性化されて、ワーキングメモリも働きやすくなります。しかし実際には、自分が積極的に「やりたい」と手を挙げた仕事ではないので、正直ワクワクしない……といったケースも多いはずです。

どうしてもワクワクできない、仕方なくやらされている、といった負の感情から始まる仕事の場合は、「生き生きと働いている人」をイメージして、もしその人が自分だったら、と妄想してみるだけでも、脳を前向きなモードに変えることができます。

特に効果的なのは、憧れの人、尊敬する人を具体的に想像して「あの人ならこんなとき、どうするだろう?」と考えてみることです。

著名人や、職場の先輩など、誰でも構いません。いつも良い意見を出す人、頭の回転が速い人、難しい局面も乗り越えていける人など、「この人のように仕事ができたら」とあなたが思える人を想像してみてください。

そして、次のように自分に問いかけてみるのです。「あの人なら、今、私の目の前にある仕事に対して、どのように取り組むかな?」「たとえ望んで得た仕事ではなかったとしても、あの人なら、この仕事のどのような点を面白がりながら仕事を完遂していくだろうか?」

このように、憧れの人を通じて目の前の仕事をとらえ直してみると、ポジティブな思考につながります。

憧れの人や尊敬する人を見本にして、その人の動作や行動を真似ることを、心理学ではモデリング（観察学習）と呼びます。トップアスリートには、意識的にモデリングを取り入れている人が多いと聞きます。それは不調や目先の結果に左右されず、前向きに練習や試合に取り組むために、どんな状況でも脳を前向きなモードに切り替える訓練をしているからだと考えられます。

11 レシピを思いだしながら残り物で料理する

料理をするときも、私たちはワーキングメモリを頻繁に使っています。特に意識していなくても、どんな材料が必要かを考え、レシピを思いだしながら、一時的に冷蔵庫の残り物を記憶し、工程を考えながら料理をしています。

まず冷蔵庫にあるもののみで料理を作ってみることが有効です。

例えばカレーでも作ろうかなと冷蔵庫を開けると、玉ねぎやにんじんがないものの小松菜はあるという状態で、一体どんな料理が作れるだろうと考えます。カレーではなくて炒め物にしようか、あるいは小松菜をメイン具材にしたカレーが作れるかもしれない、ほかにどのような具材を入れるとおいしくできるかな、といったように試行錯誤することがワーキングメモリを刺激します。

さらにレシピを見ずに料理を作るのも効果的です。過去にどのような手順で作ったのかなど、料理をするには記憶を遡りながらも火加減の調整、味付けなど、五感を使って対応していく必要があるので、ワーキングメモリを鍛えるのにも適しているのです。

12 ホワイトボードを見ながら手書きでメモを取る

今やスマホがあれば、ミーティング中にホワイトボードに書いたことを撮影して、一瞬で記録することができます。便利ではありますが、ワーキングメモリを鍛えるという目的であれば、写真に頼らず、内容を自力でメモするほうが効果的です。

書き写すのは何気ない単純作業に思えますが、脳の中ではかなり複雑な処理をしています。ホワイトボードに書かれた文字を見て、頭のなかで読み上げ、音の情報として記憶し、今度は手元のノートやパソコンに目をやり、一時的に記憶した音の情報を文字にして書く、といった作業が脳の中では行われているのです。

また、そのまま書き写すだけではなく、ホワイトボードに書かれてはいないけれども自分が大事だと思ったキーワードを追加したり、自分の意見を書き添えてみたりすると、よりワーキングメモリを強く働かせることになります。書き写すだけなら簡単にできる、という人は、こうしたやり方でワーキングメモリにより負荷をかけてトレーニングを行うことができます。

ワーキングメモリの能力には人それぞれ特性があり、音声情報を記憶して処理する「言語性ワーキングメモリ」のほうが高い人と、映像や写真から得るイメージ情報を記憶して処理する「視空間性ワーキングメモリ」のほうが高い人がいます。

成果を出さなければいけない場面では、自分が得意なやり方を選んだほうが良いですが、トレーニングをするときは、あえて自分が苦手だったり、普段あまり使わなかったりするほうを意識して使ってみるのも効き目が期待できます。

普段、図やイメージを使って記憶したり、情報処理をしたりすることが少ないという自覚がある人は、図にされたものを図のままメモしてみる、あるいは文字で書かれたものを記憶して、それを図に変換してみる、といったやり方で、ミーティングの内容を自分なりにメモしてみることもいいと思います。これは普段なかなか使わないワーキングメモリを意識的に鍛えることにもつながります。

13 1駅分移動しながら「2文字しりとり」をする

言語性ワーキングメモリが弱い人は、音の認識が弱かったり、言葉に関する活動が全般的に苦手だったりします。逆に言語処理の能力が高い人は、頭の回転が速く見られがちです。

言語性ワーキングメモリを鍛えるトレーニングとして、よく子ども向けに行われる簡単なものに「しりとり」があります。ただし、ビジネスパーソンが取り組む場合は、普通のしりとりをするだけではなく、負荷がかかるような条件を加えたほうがより効果的です。

例えば「2文字しりとり」のように、2文字という条件のなかでしりとりが成立するような言葉を、長期記憶のなかから検索して引きだしてくる。こうすると、よりワーキングメモリを働かせることにつながります。

トレーニングのポイントは、毎回決まった時間のなかで取り組むことです。ただし、わざわざしりとりのために時間を計るのは面倒なので、電車で通勤しているなら「最寄り駅から1駅分の時間は、必ず2文字しりとりをする」などと決めてしまうと、通勤のスキマ時間にトレーニングを取り入れやすいです。できれば、1駅分でいくつ言葉を出せたか数えてみてください。すると、繰り返し続けていくことで、だんだん挙げられる言葉の数が増えていくはずです。

これは、よく高齢者の認知症予防にも取り入れられているトレーニングです。ある条件を常に頭に置いておきながら、知っている言葉を検索するので、ワーキングメモリが使われるわけです。2文字しりとりなら簡単にできる、という人は「4文字以上」など徐々にレベルを上げつつ、「会社で使うもの限定」「乗り物限定」など別の条件を加えていくと、より難易度を上げてワーキングメモリを鍛えることができます。

14 車で通勤しながらナンバープレートで足し算をする

バスや車で通勤している人は、ほかの車のナンバープレートを使ってワーキングメモリを鍛えるのも有効です。

ナンバープレートを一見して、一時的に記憶します。最初はただ覚えるだけで、前から順に覚えた数字が合っているかを確認します。次に、逆から覚えてみる。これらが楽にできるようなら、ナンバープレートの４つの数字を足し算する、といった作業を加えるとより負荷を与えることになります。

さらにテンパズルといった脳トレも、ナンバープレートを使って行うことができます。テンパズルとは、４つの数字と四則演算子「＋、－、×、÷」のいずれかを使って、「10」を作る数学パズルです。

例えばナンバープレートが「1－2－6－7」だったとしたら、6＋7－1－2の式で、10をつくることができます。単純な足し算よりも難易度が上がり、さらにワーキングメモリを駆使することになります。

ただし、頭を使って、注意が思考に取られるので、運転中にドライバー自身が取り組むことは控えてください。車が停まっている間や、渋滞中で暇を持て余しているときなどに取り組むのが良いです。

15 ミーティングに参加しながら議事録を作成する

ミーティングに参加しながら議事録を作成するためには、ワーキングメモリを強く働かせることになります。

交わされる議論を耳で聞き、その音声情報を記憶しておいて、文字に起こす。ただし、文字を入力している間も話は進んでいくので、同時に情報処理をしなければいけません。ワーキングメモリがあまり働かない人は、文章を入力するのに必死になっているうちに、先ほど聞いた内容がするすると頭から抜け落ちていきます。

議事録は、一言一句聞いたとおりに文字起こしをするわけではありません。ある程度、議論の要点をまとめながら書いていく。このとき脳内では、耳から入ってきた音声情報を処理し、そこで議論されている内容を理解し、大まかにどのようなことが述べられているのかをとらえて、要約しながら別の音声情報として出力する作業をしています。さらに議事録はチームに共有されるので、チームの人たちに伝わりやすくまとめよう、といった思考も働いています。

専門的な内容に議論が及んだり、自分がそれほど詳しくない領域の話が出てきたりすると、音声情報を聞いて、自分が知っている言葉のなかから予想をつけて「こういう意味かな？」などと推測しながらまとめなければいけません。その処理にかかりきりになっていると議論を見失ってしまう。つまり、議事録を取る行為は脳をフル活用する作業なのです。

若手社員に任せるのではなく、ワーキングメモリを鍛えるためには、進んで買って出るべきです。議事録を取るのを面倒がる人も多いので、周りの人からありがたがられること間違いなしです。

16

昼食をとりながらラジオを聴く

ラジオや音声メディアを聞いている間は、耳から入ってくる音声情報だけで、その内容を理解しなければいけません。一方、YouTubeのような動画メディアは、耳から聞く音声情報に加えてテロップなどの文字情報、目から得るイメージ情報など、さまざまな情報が得られます。

そのため情報を処理するという点においては、特に演出が分かりやすく、丁寧にテロップがつけられている動画コンテンツを見ている場合、たいして思考せずに受け身のまま、情報が頭を素通りしていってしまいます。

最近の動画メディアは字幕つきが当たり前になっているので、ますます「耳から入ってきた情報を処理する」脳の部分が使われずに放置される状況になっています。そのため、休憩時間などにYouTubeを見るよりは、ラジオや音声メディアのコンテンツを聞いたほうが、ワーキングメモリを鍛えることにつながります。

17 分からない言葉は想像しながらミーティングに参加する

自分がすでにもっている知識の引き出しのなかで問題を解決しようとするとき、ワーキングメモリは強く働きます。しかし最近は、分からない言葉や知らない概念があると、スマホですぐに検索して正しい意味を知ることができてしまいます。

すぐに検索する癖をやめて、「すでにもっている知識や経験を使って考えると、この言葉はどのような意味だと推測できるか?」と考えてみるのが、ワーキングメモリを鍛えるトレーニングになるのです。

例えばミーティング中に、知らない言葉が出てきたとします。まずは、話の文脈のなかでどのようにその言葉が使われているのかを推測します。このとき脳は過去の知識の引き出しを開けて、似たようなパターンがなかったか、似ている響きの言葉がほかにないか、語源の近そうな言葉はないか、などと検索します。これがワーキングメモリを強く働かせるのです。

ひとまず仮の意味を自分で考えてから、検索する。もし意味が当たっていたらうれしいですし、違っていても「こんな意味なのだ」と気づきが得られて、また印象的に意味を覚えることができるので、長期記憶にも残りやすくなります。

「分からない」にぶち当たったとき、反射的に検索するのではなく、自分なりの考えや仮説を出してみることが、ワーキングメモリを鍛えるのです。

18 歌詞を思いだしながら歌う

歌うときにもワーキングメモリを使います。歌詞を見ながら最近覚えた曲を歌う場合でも、耳で伴奏を聴き、今どこを歌うか、次に歌う箇所はどこか、先へ先へと注意を向けながら、書かれた歌詞をインプットして口から発する。しかも、ただ発するのではなくメロディーに乗せて歌わなければなりません。さらに音程やリズムも思いだしながら歌うので、ワーキングメモリが強く働くのです。

最近は、スマホで音楽を聴くときにも自動で歌詞が表示され、伴奏の進み具合に合わせて、今どこの部分を歌うのかが逐一分かるようになっています。しかし、それを見て覚えるよりも、紙の歌詞カードを見ながら曲を覚えて歌うほうが、耳から入る伴奏の情報と、目で見た情報を自分で照らし合わせなければいけないので、よりワーキングメモリを使うことになります。

さらに負荷をかけてトレーニングするためには、新曲を1曲覚えて、歌詞を見ないで歌ってみることが有効です。繰り返し聞いたり歌ったりした曲ではなく、覚えたての新曲を歌うことが、ワーキングメモリを強く働かせるためのポイントです。

歌詞を思いだしながら歌うのは慣れないと難しいですが、これも繰り返すことによって記憶した歌詞を思いだし、メロディーに乗せて歌えるといった作業を同時に行えるようになっていきます。

19 SNSを見ながら、自分でも「1日1つぶやき」をする

何か情報を得たときに、それを理解しようとするだけではなく、自分なりの意見を加えてアウトプットするプロセスのなかで、私たちはより深く考えることになります。要約を

するだけでも、自分が得た知識を再整理して別の言葉や文に置き換える必要があります。加えて、短い文章でも自分の感想や意見を書き添えれば、さらにワーキングメモリが強く働きます。

文章を読んでいるときには分かったつもりでいたのに、いざアウトプットするとなって理解できていないと気づくことがあります。自分の意見や考えも、頭のなかで「考えているつもり」にしておくだけではなく、言葉にして書きだすところまで作業すると、よりワーキングメモリを鍛えることにつながります。

また、大事なのは、自分だけが見られるノートやメモアプリに書き記すだけではなく、誰かが見ている場所に自分の考えをアウトプットすることです。人の目があると、自分の考えを誤解されないように、相手に分かるようにと工夫して言葉をまとめようとします。読点の位置一つでも「ここに打ったほうが分かりやすいかな」と試行錯誤する。読者の理解やレベルを想定してまとめることで、ワーキングメモリが非常に強く働くことになるのです。

「1日1つぶやき」とアウトプットの頻度を決めて、習慣づける。すると、アウトプット前提でさまざまな情報に触れることになるので、浅く処理して流していくのではなく、少し深く思考する癖がつきます。

最近はインスタグラムなどで、伝えたい要点を簡単な図にしたり、箇条書きにしたりして1枚の画像データにまとめて発信している人もよく見かけます。この「1枚にまとめて見やすくする」というアウトプット法も、ワーキングメモリを鍛えるトレーニングになります。

私も、日々の自分の考えをアウトプットするために、短い教育コラムを書くことを習慣にしています。アウトプットしないと情報や思考が脳に溢れてしまうため、書きだすことでワーキングメモリを解放する狙いもありますが、こうした習慣は自分にとって必要な情報を整理し、思考をまとめる良い機会にもなっています。

20

本の2ページ分を思いだしながら「小見出し」を考える

本を開いて、見開きのページを読みます。ページをめくったとき「前のページに何が書いてあったっけ?」と振り返ると、意外と忘れていることもあるはずです。記憶しながら読み進めることができなければ、それ以降に書かれている内容の理解が難しくなり、読解力が低くなってしまいます。

ページをめくったら、一度本を伏せて「最初の行に書いてあったことを思いだす」などの作業を加えると、脳は「作業をするために覚えていなければ」とワーキングメモリが強く働き、書かれていることを忘れないようにします。もう少しワーキングメモリに負荷をかけるなら、ページごとに、書かれている内容に合った小見出しを自分で考えてみる作業を加えてみます。内容を記憶し、その要旨をとらえたうえで、小見出しの表現を考えることとは、ワーキングメモリをより強く働かせることになります。

塾などでは、国語は問いを先に読んでから問題全文を読み進める受験テクニックを指導されることがありますが、これは「何が問われるのか」を先に読み解き、ワーキングメモリを使って一時的に記憶にとどめておきながら問題文を読んだほうが、効率良く、正解を出すのに必要な内容を問題文から見つけだすことができて、答えを出すために必要な問題文の要旨を覚えていられるからです。

仕事でも、「とりあえず資料に目を通しておこう」と思って読むのではなく、「この資料で重要なポイントを3点にまとめよう」や「読み終えたあと、この資料を作った人に対する質問を1つ考えよう」などと、読んだあとにする作業や処理をイメージしながら読んだほうが、ワーキングメモリも働き、かつ情報が頭に入りやすいといった利点があります。

「筆者が一番伝えたい部分はどこか」を考えながら読む、といった作業を取り入れて、トレーニングをアレンジすることができます。

21

暗算しながら経費処理をする

ワーキングメモリを使って自分の頭で考えるということは、逆にミスを生んだりうっかり忘れてしまったりする可能性もあります。そのため正確さを求められる仕事、絶対にミスしてはいけない仕事では、ワーキングメモリに頼りきってしまうのは危険です。

しかし、時間に余裕があって、正確さが求められない、もしくは人間の頭だけでなく機械も使ってダブルチェックできるような場合には、積極的にワーキングメモリを使って鍛えていくべきです。

例えば経費処理の場合、ほとんどの会社がエクセルや経費精算システムなどを取り入れているはずです。入力すれば勝手に合計が出るので、本来はいちいち計算する必要はありませんが、ここでワーキングメモリを鍛えるために、あえてシステムに入力する前に一度、領収書を並べて頭のなかで暗算してみるのです。

入力後、暗算が合っていたかどうかを確かめます。間違っていても、システムの側が指摘してくれるので心配ありません。ワーキングメモリに頼らなくてもいい場面であっても、意識的に頭のなかで計算したり考えたりすることで、ワーキングメモリを鍛えていくことができます。

例えばスマホで誰かに電話をかけるとき、たいていメール署名の番号を押せば、そのまま電話がかかるようになっています。しかし時間に余裕があるときはあえて番号を一度記憶しておき、改めて通話アプリを開いて電話番号を手で入力してみるなど、アナログなやり方や記憶に頼る方法を取り入れてみるのも効果的です。

ほかにも、もし合計金額をそこまで気にせずに漫然と買い物をしているなら、ワーキングメモリを使う必要が出てくるような制限や条件を課すことによって、買い物しながら鍛えることができるようになります。

例えば、あえて１０００円だけを持って買い物をしてみるのです。最近は電子マネーやクレジットカードで支払う人も多いですが、このトレーニング中は現金だけを握りしめて買い物に行きます。もし１０００円をオーバーしてしまっていたら、レジで物を減らさなければいけないので、自然と「この上限のなかで買い物をしなければ」と頭のなかで計算が始まります。この作業をするためには、ワーキングメモリを駆使することになるのです。

　認知症かどうかを診断する検査のなかに「長谷川式認知症スケール」という認知症テストがあります。記憶力とワーキングメモリを診断する項目で、引き算の計算問題が用いられています。例えば「１００引く７はいくつですか？」と問い、答えが出たら「それからまた７を引くといくつですか？」と、どんどん問いを重ねていきます。この引き算では、最初の答え（93）を覚えておき、そこから７を引いて、また答えを覚えておいて……と、一定の時間、記憶を保持しなければなりません。だからワーキングメモリが正常に働いているかを測るテストに用いられているのです。

　１０００円だけを持って買い物をするこのトレーニングも、メカニズムは同じです。１０００円から、買ったものの金額を引いていく。途中でいくらになったかメモを取らず、頭のなかで覚えておきながら計算していくことで、ワーキングメモリを鍛えることができるのです。

コンビニやスーパーの商品は、２９８円などの半端な金額が多いので、厳密に暗算していくのはかなり難しいはずです。まずは大体３００円などと金額を置き換えながら覚えて、計算していくやり方が良いと思います。

今日はシチューを作る（目的を覚えておく）、そのために必要な具材は何かを考えながら、スーパーで実際に商品を見て値段を確認するといった作業をしているだけでも、すでにワーキングメモリを使っていますが、これに１０００円以内におさめるという制限を加えることで、さらにワーキングメモリに負荷をかけられるわけです。

また他人の買い物を代行するのもよいです。

例えば上司やチームメンバーの代わりに買い物に行くとなると、普段なら自分が買わないようなものを頼まれることもあります。その「買わなければいけないもの」を覚えておきながら、スーパーやコンビニのどの棚にあるか探したり、いつもとは違うルートで効率良く回る方法を考えたりする必要があるので、ワーキングメモリを駆使しなければいけないのです。

買い物をしながら効率的にワーキングメモリを鍛えられて、さらに上司やメンバーから感謝されるため、上司の〝お遣い〟は一石三鳥の脳トレになるのです。

22 小説を耳で聴きながら頭のなかで場面を映像化する

紙やデジタル媒体で小説を読むときにも、私たちはワーキングメモリを活用しています。文字で書かれた情報――登場人物の言動や描写を読み、それが実際にはどのような状態なのか、頭のなかでぼんやりと想像しながら読み進めていく。このとき脳内では、文字で書かれた内容を理解し、少しの間覚えておいて、その情報をイメージと結びつける処理を行っています。

書かれた内容を目で追い、理解するだけでなく「登場人物がいる空間には何があるか」まで鮮明にイメージしようとすると、具体的な映像に変換するために、より高度な処理能力を求めてワーキングメモリを使うことになります。

ただし視覚でとらえた文字情報をイメージに変換するのは、日常のなかで頻繁に行っている処理でもあります。よりトレーニング効率を高めるには、普段はなかなかしない処理、例えば聴覚でとらえた情報を基に映像化してみるやり方が効果的です。つまり耳で小説を聴いて、映像化してみるのです。

耳で小説を聴きながら、もしドラマ化するとしたらどんな映像になるか、などと詳細にイメージしてみると、より負荷が高まりワーキングメモリが活性化します。

23

英語音声を聴きながら、シャドーイング＆ディクテーションをする

英語など他言語を学ぶとき、効果のある勉強法としてよく挙げられるのが、シャドーイングやディクテーションです。シャドーイングとは、影のようにしてお手本の音声の後ろ

にぴったりついて、真似して読み上げる学習法、ディクテーションは、読み上げられた音声を何も見ずに書き取る学習法です。

この2つはどちらもワーキングメモリを使う訓練になります。

目で見た情報、音で聴く情報など、情報の種類はさまざまです。目で見た情報を、文章など再び目に見える形で出力するよりも、音で聴いた情報を目に見える形で出力するなど、あえて異なる脳の部位を使うような作業を取り入れると、よりワーキングメモリを鍛えることができます。単に英文を書き写すよりも、耳で聞いて口で発するシャドーイングや、耳で聞いて書きだすディクテーションのほうが普段は使わない脳の部位を活性化させて、ワーキングメモリも鍛えられます。

一方的に流れていく音声情報を耳でとらえて、少しの間覚えていなければいけませんし、議事録を取るのと同じく、その音を集中して聞く必要があります。また、例えば英語の文章なら、聞こえた音声に対して、長期記憶から英単語の情報を引きだしてきて「これは~という綴りの（発音の）単語だ」と理解して、書いたり口で言ったりする。自分のもっている知識と組み合わせるところで、ワーキングメモリが強く働くのです。

日本語でシャドーイングやディクテーションを行うことも、ワーキングメモリを鍛えるうえでは効果があります。ラジオやYouTubeの音声だけを聞いて、その音声にぴったりついていくように、聞いたことをそのまま口に出して繰り返す。また、聞いたことを書き起こす。いずれもワーキングメモリを鍛えるうえでは、非常に効果的といえます。

24

身支度をしながら「今日のタスク」を思いだす

スマホアプリなどで、スケジュールやタスクを一元化して管理している人は、ひと目見るだけで「今日やるべきこと」が分かるようになっているはずです。しかし、それを見て確認する前に「今日やるべきことは何だっけ?」と一度振り返って思いだしてみると、ワーキングメモリを活用することができます。

まずは手帳やスマホにスケジュールを記録します。そして仕事が終わったあとに、次の日の予定やタスクについて、スケジュール帳を見ながら確認します。「明日は午前中にこの仕事を終わらせて、昼までに顧客に電話をして確認を……」などと、明日の仕事の流れを一通り考えてみる。そして次の日起きたら身支度をしながら「今日はどんなタスクがあったっけ?」と思いだしてみるのです。この「思いだす」部分でワーキングメモリを使うことになります。

もちろん、記憶力だけに頼って、タスクを忘れてしまうのは問題です。朝起きて脳内で一通り思いだしたら、実際にスケジュール帳などを見て漏れがないかをチェックしてみます。漏れがあったかどうかは、さほど気にしなくても構いません。「思いだそうとすること」それ自体がワーキングメモリの働きを高めることになるのです。

25

セルフトークで「振り返り」ながら「次につながる意見」を聞く

仕事のあと、自宅に戻ってきて少しダラダラしている時間でも、取り入れやすいトレーニングです。今日1日を振り返るような問いを自分に投げかけて、自分で答える。例えば軽く目を閉じて「今日はどんな1日だった？」と自分に聞いてみます。

もし、課題に感じていることがあったら「どうすればうまくいったか」「（ほかの人とコミュニケーションのすれ違いがあった場合は）あのとき、上司やメンバーはどのように考えていたのか」「（自分のやる気が出なかった場合は）何か嫌なことや、億劫なことがあったのか」「何が改善されれば、もっとやる気になるだろう？」などと、まるで上司との面談をするかのように自分に聞いてみます。

このセルフトークは、1日の終わりにワーキングメモリの整理整頓をしながら、今日インプットした情報にどんな意味があったのか思考してみるトレーニングです。一人で、しかも頭のなかだけで完結するためには、相当ワーキングメモリを働かせなければいけません。もし頭のなかだけで対話するのが難しければ、日記のように書きだしながら考えをまとめてみることもできます。

目標の解像度を上げるためにもセルフトークは役立ちます。目標を、解像度の高い状態で意識しておくと、ワーキングメモリがいつも目標を覚えていてくれます。すると目標達成に役立ちそうな情報が目に入ってきやすくなり、目標を達成するための機会が目の前に現れたら、すぐに飛びつくことができるようになるのです。

トレーニングのポイントは、少し「思考させる問い」を入れることです。例えば明日、顧客を招いたミーティングを控えているのなら「ミーティングのゴールは何？　どんな状態を目指す？」「何の準備をしておけば、顧客がポジティブな気持ちで参加できるだろう？」などと問いかけてみます。過去のことであれば、なぜあのとき○○ができなかったのだろうと問うのではなく、「次、成功させるためにはどんなことが必要だろう？」と次の機会につながるような問いを、自分に投げかけてみてください。

26

マニュアル作成をしながら「自分の知識」を振り返る

知識を自分のなかで蓄えておくのではなく、人に伝えようとするときにワーキングメモリは強く働きます。仕事では、部下や後輩に対して、今自分がもっている知識や経験を教えるとしたら、どのように伝えればいいだろうか、と考えるときに、自分がもっている情報の意味をより深く理解できるのです。

トレーニングとして最適な機会が、後輩のＯＪＴ（教育係）を引き受けることです。ＯＪＴを、自分のワーキングメモリを鍛える機会として活用するのであれば、新入社員向けに一律で作られたマニュアルを渡すだけではなく、相手が使いやすいように資料を編集してあげたり、この人にとって重要な部分を重点的に教えてあげたり、といった工夫を取り入れるのも有効です。また、すでに指導用のマニュアルがあったとしても、一から「今の自分の仕事を教えるとしたら、どんな項目をどの順番で教えるのが良いか」と考えて、自分なりのマニュアルを作ってみると、これまでの経験から導かれる知識や教訓を振り返る機会にもなります。

良い教師は、指導するための知識だけではなく、「教える」行為そのものをアップデートしていくといわれます。さまざまな生徒に出会い「このような特性をもっている生徒にはアプローチを変えよう」と学び、「生徒一人ひとりがどこまで理解したかを知るためには、生徒のどんな様子に注目すべきか」などを経験のなかから導いていく。仕事でも、指導側に立つことによって後輩とのコミュニケーションのあり方を最適化していくことができるのです。

ただ、あまりに親切なマニュアルを与え過ぎると、指導される側のワーキングメモリを使わせない、思考しなくてもいい状態にしてしまいます。後輩が自立して仕事を進めていくためには、ある段階を迎えたら、自分で考えて試行錯誤させるようにしなければいけません。

27

家に帰りながら「赤いもの」を10個探す

これは仕事のあとに疲れ切っていても、簡単に取り入れられるトレーニングです。ある決まった条件を基に情報を探すときにワーキングメモリを駆使します。その条件を覚えておいて、目の前の景色から該当するものを探していく。人や建物が入り乱れた絵の中から、特定のキャラクターを見つけだす絵本『ウォーリーをさがせ！』（フレーベル館）のように、ある特徴をもつ物を探して見つけるような体験を日常のなかでつくると、ワーキングメモリを鍛えることにつながります。

例えば、会社を出てから家に帰るまでに「赤いもの」を10個探そう、などと自分で決めてやってみるのです。ほかにも、仕事の資料のなかに「ＫＰＩ」という言葉が何個出てくるか探す、今見える景色のなかから「五角形のもの」を見つけだす、などと考えてやってみることがトレーニングになります。いずれの場合もメモはせずに、頭のなかだけで見つけたものをカウントしていくことが大切です。

『ウォーリーをさがせ！』に取り組んでいる途中で、ウォーリーを探すことを忘れてしまうことはめったにありません。しかし、例えば電車を乗り換えたり、資料をめくる間にメールを確認したり、といった作業をしているうちに、何を見つけだすのか、条件を忘れてしまうことがあります。これも繰り返しトレーニングすることで忘れなくなっていくはずです。条件を変えたりしながらやってみてください。

28

「アイデアを3つ」考えながらスキマ時間を過ごす

スマホで情報のインプットばかりしている人は、次のミーティングまでの時間や、出先での待ち時間などでスキマ時間ができたら、その間に「企画アイデアを3つ出す」などとノルマを決めてしまいます。アイデアといっても企画案レベルではなく「次の企画に使えそうな情報の断片」を書きだすだけでも十分有効です。

仕事柄、企画書を書いたり事業提案を作成したりする機会のある人も、ゼロから考えるのではなく、スキマ時間にアイデアを断片的にでも出しておくと、いざ企画をまとめるときにも楽になるはずです。

ワーキングメモリはいわばインプットとアウトプットの橋渡しをする機能です。しかし、情報を入れてばかりで出す習慣がないと「アウトプットする」ための機能だけが衰えていきます。思いついたアイデアをできるだけ言語化し、自分の外に出す習慣をつくっておくと、ワーキングメモリの能力は高まり、スムーズに情報を引きだしアウトプットにつなげられるようになります。

29 動画を倍速で視聴しながら内容を理解する

動画を見ながらワーキングメモリを鍛える場合は、通常の1・5倍速や2倍速で動画を再生して視聴するのが効果的です。倍速で視聴しながら正確に動画の内容をとらえようとすると、ワーキングメモリをフル稼働して内容を理解し、覚えて、考えるという処理を行わなければ追いつきません。

もちろん、倍速で再生している動画をぼーっと視聴しているだけでは、ワーキングメモリを鍛えることにはなりません。例えば仕事の資料用に動画を見なければならない状況で、動画を倍速で再生しながらも、その動画の要点をよく理解し、記憶し、仕事に活かせるようにと集中して動画を見る。素早く流れていく情報から内容を正しくつかむ訓練を続けていくと、情報処理のスピードも上がっていきます。

似たメカニズムで、通常の速度よりも2、3倍速く音読する「高速音読」もワーキングメモリを鍛える効果があります。

30 脱・定番を考えながらプレゼントを選ぶ

ワーキングメモリを鍛えるうえでの大敵は「ルーティーン」によって思考しなくなる状況です。やるべきことをルーティーン化し、選択や思考をしなければいけない機会を減らせばワーキングメモリを節約することができますが、あまりに日常のなかでルーティーンワークが増え過ぎてしまうと、考えなくても身体が勝手に動く状態になってワーキングメモリをどんどん使わなくなっていきます。

「とりあえず〜にしておく」「〜を選べば無難」といった言葉を使って思考を避けているのは、ワーキングメモリを使わなくなっているサインです。このようなサインを見つけたら、あえて「本当にそれでいいのか、と考えてみる」とワーキングメモリを使って鍛えることになります。

居酒屋で「とりあえずビール」と頼むとき、本当にビールが飲みたいと思っているのか、もしそうでないのなら今、自分は何を飲みたいかと考えるのを億劫がっているだけです。改めてメニュー表を見て、自分の気分を考えてみてください。

また、「シャツ、ネクタイ、ジャケット」「シャツとスカート、靴下」などと、洋服のアイテムの組み合わせを固定にしてパターンをつくり、朝の忙しい時間に悩まなくて済むようにしている人もいるはずです。とりあえず今日はこのパターンで……と手に取る前に、パターンから外れるとしたらどのような組み合わせがいいか、今日の仕事に合わせて一から洋服を選び直してみるのもトレーニングになります。

また人へのプレゼントを選ぶとき、相手の趣味に合わないものを贈るくらいならと、つい無難なプレゼントを選んでしまっている人も多いはずです。これも、相手に合わせて「どんなものを贈ったら喜んでくれるだろう」と考えるのをサボっている証しです。プレゼントにもパターンができてしまっている人は、一度相手のことを考えて、何をプレゼントしたいかを考えてみるのもワーキングメモリを強く働かせることになります。

［PART 4］

ワーキングメモリを鍛えることはキャリアに直結する――こつこつと「ながら」脳トレを実践し、仕事力を高める

創造的思考ができる脳をキープしておく

　テクノロジーの進化、ＡＩの台頭と、現代はあらゆるものを取り巻く環境が複雑化し、将来の予測が困難になっています。２０１５年のオックスフォード大学の調査では、10～20年後には日本の職業の49％がＡＩやロボットに代替されると推計されて、日本社会に大きな衝撃を与えました。次々と画期的なサービスが現れ、業界の垣根を超えて競合となる企業が生まれ、そうした異業種からの競合が業界の概念を覆すような新しいサービスへと成長することもあります。

　こうした変化の時代で、コンピュータやＡＩにはできない人間ならではの仕事として、これまで以上に考えるということ、なかでもこれまでにない問題に直面したときに新しいアイデアを生みだすための創造的思考力の重要性が、あらゆる仕事で高まっていることはすでに明らかです。今は自分の仕事には特に創造性が求められていないと感じる人も、他人事ではありません。今後、思考する必要がない仕事はどんどんＡＩに代替されていくことに加えて、顧客を取り巻く環境も変化していくことを踏まえると、これまでのやり方を続けているだけでは結果が出なくなる瞬間が、いつか訪れると考えられるからです。10年後なのか、20年後なのかは分かりませんが、少なくとも30～40代のビジネスパーソンにとって、定年まで今の仕事が今の形のままであり続けるというのは現実的ではなくなってきています。

「創造性を発揮する」「自由に新しいアイデアを生みだす」といっても、人間はゼロから何かを思考しているわけではありません。目の前の課題を分析し、普遍的なことや重要なポイントを見極めつつも、これまでの知識や経験によって得られたことを記憶から引きだし、関連づけながら新たなアイデアを創っています。

つまり創造するとは、既存の知識と、その知識を適切なときに取りだして組み合わせるという行為のことで、これはまさにワーキングメモリの仕事なのです。

ところが、今、仕事のなかで創造的思考を使う機会がない人、新しいアイデアを考えようといった発想をまったくしなくなっている人は、その部分の神経回路を使わないために失われてしまいます。いざ仕事で創造的思考力が求められる段階になって、脳がまったく準備できていない、そのための神経回路が朽ち果てていた、ということになりかねないのです。

考えるということはすべて、ワーキングメモリの機能をベースにしています。日々の生活が単純作業やよく慣れた情報処理の繰り返しになっている人は、今から創造的に思考することのベースとなるワーキングメモリを鍛えておけば、新しいアイデアを生みだしたり、創造的に考えたりできる脳を維持できるはずです。

チャットGPTなどの生成AIが話題になっていますが、膨大な情報の海から、条件に適した情報を探しだして整理するという面では、人間はAIにはかなわないように私は思います。しかし、今の技術を見る限り人間の仕事がすべてチャットGPTに乗っ取られるというのも現実的ではありません。今後はチャットGPTに適切な問いを与えたり、出てきた情報をどのように活用するかを考えたりといった方法で、AIとの協働作業になるはずです。これまでの成功モデルが通用しなくなる時代だからこそ「新しいことを思考できる」脳の力をキープしておきたいところです。

転職や副業の成功もワーキングメモリが握っている

今や転職が当たり前の時代となりました。YOUTRUSTの「求職者・候補者の転職意識の実態」に関するインターネット調査（2022年）によると、20～49歳で「転職を検討中」「良い案件があれば転職したい」と答える転職潜在層と、「積極的に転職先を探している」転職顕在層を合わせた「転職予備軍」の割合は全体の約7割にも上ったといいます。転職に限らずスキルアップをしたい、副業に挑戦したいなどと考えている人も多いはずです。

こうした新しい挑戦をするときにこそワーキングメモリの強さがものをいいます。というのは、慣れた環境やリズム、ルーティーンから逸脱するときに、人はワーキングメモリを酷使することになるからです。

ワーキングメモリの能力が低下していると、新しいことに挑戦しようにも自信がない、未知の環境に飛び込む勇気がないと感じがちです。慣れた環境で、言われた仕事をこなしているだけでもいいかなと断念してしまうこともあるかもしれません。そのとき一歩踏みだせるかどうかは、ワーキングメモリの力にかかっています。

また、これまでの人間関係の外に飛びだして、新しいコミュニティに交友関係を広げるためにもワーキングメモリは非常に重要な働きをします。初対面の人と話すときには、相手の顔色を見ながら話題を変えたり、相手が関心をもちそうな自己紹介をしたりと、ワーキングメモリをフル活用して思考とコミュニケーションを行います。

もちろん、仕事と並行して転職活動をする、副業でマルチタスクをこなさなければいけなくなる場合などでも、ワーキングメモリの能力が高ければ高いほど、現在もっている仕事をできるだけ効率化して、時間を捻出することもできるはずです。

つまり、これまでの仕事の延長線上ではなく、違う世界に踏みだすときには、ワーキングメモリがさまざまな方面から新しい挑戦を支えてくれるというわけです。あなたが転職や副業をしたいものの自信がないと迷っているとしたら、ワーキングメモリを鍛えることで自信がつき、背中を押してもらえるかもしれません。

「間違えてもいい」とマインドチェンジする

仕事で「ミスやヒューマンエラーを減らす」「効率良く正解にたどり着く」ことだけを求めるのなら、人間のワーキングメモリを使わない・使わせないことを前提に仕組みや方法を考えたほうが良い場面があります。

一般的にシステム開発においてはユーザー側のミスを誘引しないために、自然に入力していけば正解が出る、余計なところは人間が触れないようにしておく、といったＵＩ（ユーザーインターフェイス）にすることが重視されます。人間が注意力を働かせる必要がない設計にして、そもそも、うっかり間違えるなんてことが生じないようにシステム側で対策をするわけです。そうしてつくられたシステム頼りに仕事をするということは、自分の脳を使うことなく、指定された場所に指定された数字を打ち込むといったような作業をし続けるということです。

もし頭のなかだけで仕事のタスク管理をしていたとしたら、うっかり忘れたり、やり残しが出たり、といったミスが起きる可能性があります。特に絶対に失敗してはいけない仕事では、やるべきことを書きだしたり、スマホに登録したりしているはずです。

これは筆算を間違えないための工夫と似ています。筆算を学ぶとき、繰り上げた数字を少し小さな字で書いておくやり方をよく教わります。もちろん書かなくても計算することはできますが、補助的に書く癖をつけることによって、繰り上げた数字を忘れないように、またうっかり間違えないようにしているのです。このとき脳を使っているかというと、単なる作業をしているだけなので、実は使っていません。でも受験など、素早く正確に情報処理が必要な場面では、脳に任せずできるところは作業にしてしまったほうが効率的になります。

仕事でも同様の考え方ができます。楽に、ミスなく、短時間でなるべく多くの人を同じ方向に導きたいと思う場面なら、ワーキングメモリを使わせないことを前提にしたほうがよいです。

ただし脳を鍛えたいという目的があるなら別です。脳を鍛えるには「間違えてはいけない」「早く正解にたどり着いたほうがいい」という考え方から「間違ってもいい」「少し時間がかかってもいいから、自分で考えてみたほうがいい」とマインドチェンジをする必要があります。間違えてはいけない、素早く正解を出さなければいけないというプレッシャーのなかで思考するのは難しいからです。

ワーキングメモリを鍛えるには、指導する側のマインドチェンジも重要です。私も、子どもたちのワーキングメモリに働きかける講座や、企業研修などでは「今からは『間違えてもいい時間』です」と声をかけて、意識的に考え方を変えてもらうようにしています。間違えているのを見ると、つい声をかけたくなるものですが、そこはあえて言わないようにします。

また、あえて参加者のワーキングメモリに負荷をかけるような方法を取ることがあります。「資料を机の中から出して、〇ページを開いてください」と指示を出したとします。このとき、全員が遅れなく話についてこられるように、と配慮するならば、参加している人全員が資料を出し、該当のページを開いたのを確認してから、次の話をし始めます。講師のような職業に就いている人なら、細かく指示して、参加者が理解しているか、行動が追いついているかを確認するようにすることが基本だと教わった人も多いと思います。

ところがワーキングメモリを鍛える場面では、あえて「資料を机から出して、〇ページを開いたら、右上に赤枠で囲まれた文章があるので、その2行目を読んでみてください」などと、一気に指示を出してしまいます。最初のうちは話についていけない人や、言われたことをすぐに忘れてしまう人もいますし、参加者の側から「もっとゆっくり指示を出してください」と言われることもあります。

しかし、辛抱強くこうした指示を繰り返していくと、次第にワーキングメモリの機能が高まって、一度に複数の指示をされても情報処理することができるようになり、ついていけるようになっていくのです。

これを上司と部下の関係に置き換えるのであれば、上司があまりに「部下が間違えたらだめだ」「迷いなくスピーディーに仕事ができるように、細かく指示してあげよう」と考え過ぎることは、部下が失敗するリスクを減らす半面、部下の脳の成長機会を奪っていることになります。

絶対失敗できないという短期的な効率化を最優先するのであれば、ワーキングメモリは使わない、使わせないほうが良いのです。一方で、本質的な成長や脳機能の向上を目指すのであれば、失敗を許容する時間を設けてワーキングメモリを使う、使わせるほうが良いことになります。この2つは両立できない関係になっていますので、場合と目的、仕事の状況などによって、どちらが適切かを判断していく必要があります。

脳を鍛えるとは、可能性を開花させること

ワーキングメモリを鍛えるトレーニングを続けていくと、脳の処理能力が高まり、パフォーマンスが向上する。つまりそれは、目の前の仕事をこなすだけでなく、ほかのことを思考する余力が生まれるということです。

例えば飲食店を訪れると、マニュアル内の作業にとどまらず、ちょっとした気配りをしながらお客さんに合わせた接客をしている店員さんを見かけることがあります。そういう人は、やらなければいけないことをこなすだけで精一杯なのではなく、少し余裕があるから、お客さん一人ひとりとのコミュニケーションを楽しんだり、半歩先を読んでお客さんに気を利かせたりすることができているのです。このことは業種や職種に関係なく、すべての人にとって大切なことだと私は考えています。

この情報氾濫時代で、大量の情報を処理することに必死になり、思考する余力もない人

が多くいます。しかし、ワーキングメモリを鍛えることで効率良く情報処理ができるようになれば、思考やコミュニケーションといった人間ならではの活動に力を割けるようになるのです。私はこの点に、ワーキングメモリを鍛える本質的な価値があると考えています。

また余力が生まれることで、これまでは自分にはとても無理だと考えていた、転職や副業、キャリアアップの可能性を広げることができます。

ひと昔前、教育現場では、フラッシュカードのように情報を瞬時に記憶させるための教材が流行しました。短期的に見れば、効率良く暗記する術を身につければ、試験を突破するのにも役立ったはずです。しかし、長期的に見れば、素早くカードが覚えられるようになった人たちが創造的な思考ができているか、社会で活躍できるかは分かりません。

科学技術の発展により、変化への対応が求められています。「これから年齢を重ねて脳も衰えていくばかりなのに、新しい課題に直面するのは嫌だな……」などとネガティブにとらえるのではなく「私なら、創造的思考力が本格的に求められる時代が来ても大丈夫」「衰えていくだけではなく、自分はまだまだ伸びていける」と脳が思えるかどうかが、これからの時代を生き抜けるかどうかの分岐点になるはずです。

今やAIなどの最新技術やツールを活用し、仕事の効率化を図ることができるようになりました。今後もこの流れは続くと思われ、これは私たち人間にとってはチャンスです。

新たな価値を生みだすなど、より創造的な活動に注力できる時間が与えられたととらえることができれば、自分の可能性に目を向けることができます。そして、その可能性に目を向けるということこそが、ワーキングメモリを鍛えることの本質なのではないかと私は考えています。

そのマインドがもてるかどうかは、今後のキャリアをも左右していくはずです。だからこそ、ぜひ継続してワーキングメモリのトレーニングを続けてほしいと思います。

トレーニングを日常に取り入れていくためには、初めのうちは「スキマ時間が5分できたら、○番のトレーニングをする」「朝の通勤電車に乗っている間は□番と△番、帰りは▽番」などと、場所や時間帯によって取り組むトレーニングを決めると、習慣にしやすいです。とはいえルーティーンにはせず、飽きそうになったら別のトレーニングへ、とゲームをクリアするように楽しみながら取り組んでみてください。

脳トレの成果は「アウトプット量」に出る

筋トレの場合は目に見えて変化が現れます。しかし脳は、なかなか変化の実感が得られません。一週間、脳のトレーニングを継続したとしても、目に見えて改善したと分かるわけではないはずです。

目に見える効果があるとしたら、アウトプットの量です。日々の忙しさに追われているビジネスパーソンは、自分がそういう状態であることをメタ認知するのも難しくなっています。入ってくる情報の処理に追われているうちは、なかなか自分が考えたことを外に出せません。

脳が「やらされている」「追われている」モードのうちは、一日のうちにほとんど思考している時間がありません。始業時間に合わせて仕事に行く、仕事を片付ける、家に帰る、ご飯を食べてお風呂に入って寝る、それを繰り返すだけで精一杯だからです。

でも、脳が「思考できる」モードに入っていくと、そうした日常のなかになんらかの意味を見いだすようになっていきます。「私は、この仕事には興味があるな」「もっと知りたい」など自分の関心に気づき、帰宅する前に書店に寄って関連する本を読んでみよう、といった好奇心が湧いてくる。自分が知りたいと思うものを知ると、ワクワクし、楽しくなってきます。

すると、さらに前頭連合野が活性化されてワーキングメモリも働きやすくなり、考えたことをアウトプットするだけの余力が生まれる。アウトプットした結果、人が認めてくれたり、仲間が得られたりすると、それが報酬となって、一層考えるのが楽しくなっていく。アウトプットする前提でインプットを始めるので、入ってくる情報の内容も質も変わる。このような良い循環に入っていきます。

最近アウトプット量が増えてきたなと思ったら、トレーニングが効いている一つのサインです。

それに、自分の意見はないと言えるのは20代の若手までです。30～40代はアウトプット勝負の年代です。まだまだ長い人生を楽しみながら働いていくためには、ワーキングメモリを鍛え続けて、生き生きと思考ができる状態を維持していきたいものです。

仕事柄、今は自分の意見をなかなか言う機会がない人も、ＳＮＳで発信し続けていれば、仲間と自由につながっていける時代です。アメリカの都市社会学者レイ・オルデンバーグは、ストレスの多い時代に、自宅や職場とは異なるコミュニティ「サード・プレイス」をもつことによって、自分らしさを体現でき、ストレスや精神的不安が軽減され、生活に潤いを与えたり、新しい価値観や人とのつながりを得られたりすると語っています。

所属するコミュニティが増えたり変化したりすることは、これまで気づかなかった自分らしさに気づき、自分の可能性を伸ばしていくことにもつながっていくはずです。

セルフマネジメントで人生を充実させられる

コロナ禍やこれに伴う行動制限などによって、不安やストレスなど、私たちの心理面には多大な影響が生じました。人間の身体はこれほどまでに不安やストレスに左右されるのだ、ということを実感した人もいたはずです。

その「不安」も、脳が生みだしています。客観的に見てどれほど満たされていたとしても、あなたの脳が不安だといえば、あなたは不安になる。すべては脳がつくりだしているのです。

自分が良い状態なのか、悪い状態なのか、それすら自分の脳が決めているのだとしたら、良いほうに自分をとらえて、前向きに生きていったほうがいいと私は考えています。私自身も、たびたびネガティブ思考に陥りそうなことはあります。しかし、脳のメカニズムを知っているからこそ「違う。これは自分の脳がつくりだしているのだ」と気づく。そして、意識的にモードを切り替えることができるのです。

何をするにも、現状をどうとらえるかにも、脳の司令塔が関係している。だからこそ、筋トレをしたり、睡眠や食事を改善したりするのと同様に、脳の健康にも意識を向けるべきです。

本書ではワーキングメモリという能力にフォーカスを当ててきましたが、ワーキングメモリのメカニズムを理解したり、脳トレを実践したりすることを通じて、自分の脳について意識を向けるきっかけになればうれしいと考えています。

「あなたは今、幸せか」、このことも脳が判断しています。平凡な日常でも幸せを感じられるか、あれもこれもと忙しさに追われて幸せを感じられないか、それも脳が決めるのです。脳が「幸せだな」と判断できるように、普段から脳に意識を向けて、健康に働く状態をつくっておくのです。

ビジネス界でもトッププレイヤーのなかで、近年サウナの「整う」が流行したり、身体的、精神的、また社会的に良好な状態であることを指す「ウェルビーイング」の概念が広まったりしているのも、「不安も幸せも脳がつくりだしていて、それはセルフマネジメントできる」ということに多くの人が気づき始めているからだと思います。

些細なことに振り回されず、自分の力を高めながら、自分の脳が考えられる状態をキープする。トッププレイヤーであればあるほど、ストレスに多くさらされるので、意識して自分の脳を良い状態に保とうと工夫しているのです。

人生１００年時代といわれ、定年退職後も自分らしく働いたり、生活したりする期間が長い時代だからこそ、長期戦に備えてうまく脳と付き合っていくことが大切なのです。そのために一度、今、自分の脳が働きやすい状態になっているかを考え、仕事のあり方や生活習慣を見直すのも有意義なことだと考えます。

栄喜そろばん教室主宰である真栄喜貴弘さんと、株式会社インフィニットマインド上級インストラクターで、一般社団法人ワーキングメモリ教育推進協会理事の野瀬愛未さんにはエビデンス等で多くの情報を提供していただきました。

二人の貢献なくして本書は成立しませんでした。深く感謝申し上げます。

２０２３年９月吉日　泰　有樹

秦 有樹（しん ゆうき）
株式会社インフィニットマインド代表取締役社長
一般社団法人ワーキングメモリ教育推進協会事務局長
一般社団法人こども未来投資プロジェクト理事などを務める。
民間の教育機関で教材開発などに従事。株式会社全教研では国内および東南アジア8カ国でプログラミング講座「プログラミング道場」の普及に従事。2021年より自身がプロデューサーを務める教育事業者向けオンラインセミナー「Edu Semi」では、大分県教育委員会、熊本市教育委員会、広島市教育委員会の後援を得るなどエントリー者数は累計で4000名超。2023年8月より脳力アップジム「Brain Power Gym」をネット公開中。主著・監修教材に「ワーキングメモリトレーニング・プレレベル①～⑤・基本レベル①～⑤」「ごいトレ①～⑨」。

本書についての
ご意見・ご感想はコチラ

ワーキングメモリを鍛える「ながら」脳トレ30

二〇二三年九月一一日 第一刷発行

著 者 秦 有樹
発行人 久保田貴幸
発行元 株式会社 幻冬舎メディアコンサルティング
〒一五一-〇〇五一 東京都渋谷区千駄ヶ谷四-九-七
電話 〇三-五四一一-六四四〇（編集）
発売元 株式会社 幻冬舎
〒一五一-〇〇五一 東京都渋谷区千駄ヶ谷四-九-七
電話 〇三-五四一一-六二二二（営業）
印刷・製本 中央精版印刷株式会社
装 丁 村上次郎

検印廃止

Printed in Japan ISBN 978-4-344-94726-9 C0037
幻冬舎メディアコンサルティングHP https://www.gentosha-mc.com/